腰部脊柱管狭窄症

診療ガイドライン 2021

改訂第2版

監修
日本整形外科学会
日本脊椎脊髄病学会

編集
日本整形外科学会診療ガイドライン委員会
腰部脊柱管狭窄症診療ガイドライン策定委員会

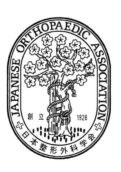

南江堂

腰部脊柱管狭窄症診療ガイドライン 2021（改訂第2版）策定組織

監　修
　日本整形外科学会
　日本脊椎脊髄病学会

編　集
　日本整形外科学会診療ガイドライン委員会
　腰部脊柱管狭窄症診療ガイドライン策定委員会

診療ガイドライン 2021（第2版）策定組織
　＜日本整形外科学会＞
　　理事長　　　　　松本　守雄　　慶應義塾大学 教授

　＜日本脊椎脊髄病学会＞
　　理事長　　　　　松山　幸弘　　浜松医科大学 教授

　＜日本整形外科学会診療ガイドライン委員会＞
　　担当理事　　　　山下　敏彦　　札幌医科大学 教授
　　委員長　　　　　石橋　恭之　　弘前大学 教授
　　アドバイザー　　吉田　雅博　　国際医療福祉大学 教授，日本医療機能評価機構 客員研究主幹

　＜腰部脊柱管狭窄症診療ガイドライン策定委員会＞
　　委員長　　　　　川上　守　　　済生会和歌山病院 院長
　　副委員長　　　　竹下　克志　　自治医科大学 教授
　　委員　　　　　　井上　玄　　　北里大学 診療教授
　　　　　　　　　　関口　美穂　　福島県立医科大学 教授
　　　　　　　　　　折田　純久　　千葉大学 教授
　　　　　　　　　　海渡　貴司　　大阪大学 講師
　　　　　　　　　　川口　善治　　富山大学 教授
　　　　　　　　　　高畑　雅彦　　北海道大学 准教授
　　　　　　　　　　辻　　崇　　　東京医療センター 医長
　　　　　　　　　　土屋　邦喜　　地域医療機構九州病院 診療部長
　　　　　　　　　　藤原　靖　　　広島市立安佐市民病院 主任部長
　　　　　　　　　　星野　雅俊　　大阪市立大学 講師
　　　　　　　　　　山田　宏　　　和歌山県立医科大学 教授
　　　　　　　　　　渡辺　航太　　慶應義塾大学 准教授
　　作成方法論担当委員　吉田　雅博　　国際医療福祉大学 教授，日本医療機能評価機構 客員研究主幹

＜作業協力者＞ （五十音順）

阿部　幸喜	飯島　裕生	稲毛　一秀	井上　泰一	井上　雅寛
岩﨑　博	海村　朋孝	江口　和	榎本　圭吾	遠藤　照顕
遠藤　努	大山翔一朗	岡田　基宏	金元　洋人	北野　智子
木下　英幸	金　勤東	木村　敦	久保田　剛	神前　拓平
齋藤　亘	西能　健	坂井　勇介	佐久間詳浩	佐藤　淳
佐藤　崇司	佐藤　雅	志賀　康浩	白石　康幸	白澤　栄樹
菅原　亮	鈴木　雅博	太地　良	高岡　宏光	高橋　真治
高見　正成	武田　和樹	武中　章太	土屋　流人	筒井　俊二
寺口　真年	中川　雅文	成田　都	Nugroho Setyowardoyo	
乗本　将輝	橋爪　洋	藤井　武	藤本　和輝	穂積　崇史
堀　悠介	牧　聡	牧野　孝洋	松尾　咲愛	水木　誉凡
南出　晃人	峯玉　賢和	宮城　正行	村田　鎮優	米良　好正
藪　晋人	湯川　泰紹			

日本整形外科学会診療ガイドライン改訂にあたって

　診療ガイドラインとは，「医療者と患者が特定の臨床状況において，適切な診療の意思決定を行うことを支援する目的で系統的に作成された文章」である．わが国では，厚生省（当時）の医療技術評価推進検討会（1998〜1999 年）の報告書を踏まえて，科学的根拠に基づく医療（evidence-based medicine：EBM）を普及させるためのひとつの方策として，エビデンスに基づく診療ガイドラインの策定が推進された．

　日本整形外科学会においては 2002 年に，運動器疾患診療におけるガイドラインの作成対象として，日常診療で遭遇する頻度の高い疾患および重要性が高いと思われる疾患の計 11 疾患を選定し，診療ガイドラインの作成を開始した．その後，対象とする疾患を増やし，現在までに 17 疾患の診療ガイドラインが出版あるいは公開され，新たに 1 疾患の診療ガイドラインの策定が進行している．

　診療ガイドラインの策定時には，最新のエビデンスを含めた客観性および信頼性の高い診療に資する情報が記載される．一方で，医療は日々進歩しているため診療ガイドラインはひとたび出版・公開された直後から，その内容が徐々に古くなっていく．診療ガイドラインは，最新の診断・治療そして医療制度に迅速かつ適切に対応することが求められており，またその策定方法自体も進化するため，定期的な改訂が必要である．

　日本整形外科学会では，運動器疾患診療に携わる他学会とも連携して，診療ガイドライン委員会ならびに各診療ガイドライン策定委員会の主導のもと，出版・公開された診療ガイドラインの改訂作業を順次進めてきた．本ガイドラインの改訂も，多くの先生方のご尽力により完成にいたった．本ガイドラインが整形外科診療の質のさらなる向上や EBM の実践・推進をもたらし，インフォームド・コンセントに基づく最適な治療法の選択に役立つことを祈念する．

2021 年 4 月

日本整形外科学会理事長

松本　守雄

運動器疾患ガイドライン策定の基本方針

2011 年 2 月 25 日

日本整形外科学会診療ガイドライン委員長

1．作成の目的

　本ガイドラインは運動器疾患の診療に従事する医師を対象とし，日本で行われる運動器疾患の診療において，より良い方法を選択するためのひとつの基準を示し，現在までに集積されたその根拠を示している．ただし，本書に記載されていない治療法が行われることを制限するものではない．主な目的を以下に列記する．

1）運動器疾患の現時点で適切と考えられる予防・診断・治療法を示す．
2）運動器疾患の治療成績と予後の改善を図る．
3）施設間における治療レベルの偏りを是正し，向上を図る．
4）効率的な治療により人的・経済的負担を軽減する．
5）一般に公開し，医療従事者間や医療を受ける側との相互理解に役立てる．

2．作成の基本方針

1）本ガイドラインはエビデンスに基づいた現時点における適切な予防・診断と適正な治療法の適応を示すものとする．
2）記述は可能な限りエビデンスに基づくことを原則とするが，エビデンスに乏しい分野では，従来の治療成績や理論的な根拠に基づいて注釈をつけた上で記述してもよい．
3）日常診療における推奨すべき予防・診断と治療法をエビデンスに基づいて検証することを原則とするが，評価が定まっていない，あるいはまだ普及していない有望な治療法について注釈をつけて記載してもよい．

3．ガイドラインの利用

1）運動器疾患を診療する際には，このガイドラインに準拠し適正な予防・診断・治療を行うことを推奨する．
2）本ガイドラインは一般的な記述であり，個々のケースに短絡的に当てはめてはならない．
3）診療方針の決定は医師および患者のインフォームド・コンセントの形成の上で行われるべきであり，特に本ガイドラインに記載のない，あるいは推奨されていない治療を行う際は十分な説明を行い，同意を得る必要がある．
4）本ガイドラインの一部を学会方針のごとく引用し，裁判・訴訟に用いることは本ガイドラインの主旨ではない．

4．ガイドライン普及のための工夫

1）本ガイドラインは書籍として出版する．
2）本ガイドラインは関係各ホームページに掲載する．
　　例）日本整形外科学会，日本医療機能評価機構（Minds），各関係学会・研究会

5．改　訂

　本ガイドラインは，運動器疾患診療の新たなエビデンスの蓄積に伴い随時改訂を行う．

改訂第 2 版の序

　日本整形外科学会，日本脊椎脊髄病学会の監修によりわが国最初の『腰部脊柱管狭窄症診療ガイドライン』が 2011 年に高橋和久委員長と佐藤栄修担当理事のもとに作成された．本ガイドラインの発表以降も，腰部脊柱管狭窄症の疫学，診断学の進歩，新しい薬物治療や運動療法などの保存治療や低侵襲手術の手術治療に関する多くの報告があり，腰部脊柱管狭窄症に対する診療体系は変遷してきた．また，腰椎疾患に対する患者立脚型の評価法や各種治療法の医療経済効果の検証など検討すべき課題も多岐にわたる．そこで，2018 年 10 月に日本整形外科学会診療ガイドライン委員会に本ガイドラインの改訂の理由書を提出した．2019 年 1 月に日本整形外科学会から日本脊椎脊髄病学会に，腰部脊柱管狭窄症診療ガイドライン策定委員会の発足依頼があり，日本脊椎脊髄病学会で承認され，当該委員会が設立された．日本整形外科学会，日本脊椎脊髄病学会に所属する 14 名の委員を選出し，メール審議で Background Question（BQ）と Clinical Question（CQ）の項目を検討した．2019 年 5 月 10 日に第 1 回腰部脊柱管狭窄症診療ガイドライン改訂版策定委員会を開催し，各委員の利益相反の有無，BQ/CQ と執筆担当委員を決定し，作業スケジュールを確認した．以降，計 4 回の会議が開かれたが，3 回目以降は Web 会議（全委員出席）として，BQ/CQ の修正や執筆内容の査読・修正はほとんどすべてメール審議で行い，最終的に全委員で文章確認を行った．CQ の推奨決定のための投票は Web 会議で無記名により実施し，委員会での合意が得られた．この場を借りて委員の先生方ならびにアブストラクト作成に寄与していただいたすべての方々に御礼を申し上げる．

　本ガイドライン改訂版は 2019 年までの BQ/CQ に関する論文を系統的に検索し，公益財団法人日本医療機能評価機構（Minds）が発行した『Minds 診療ガイドライン作成マニュアル 2017』に準じて，この編集委員の一人である吉田雅博先生のご指導のもと，当委員会で執筆したものである．現時点での腰部脊柱管狭窄症に関する最新の知識をまとめたものであると自負している．是非，日々の診療におけるひとつの指標として役立てていただきたい．しかしながら，ガイドラインの策定は発表された論文をもとになされているため，個々の患者の実臨床には完全に合致しない可能性は否めない．腰部脊柱管狭窄症の的確な診断のもと個々の患者に則した治療が望まれるのは当然であるが，インフォームド・コンセントや共有意思決定が十分なされる必要があるのはいうまでもない．

　本ガイドライン改訂第 2 版が患者に対する診断および治療に関する施設間の偏りを是正し，向上を図るために有用であるか，医療者そして患者の双方にとって有益な情報を提供し，医療従事者間や医療を受ける側との相互理解に役立てることができるか，効率的な治療により人的・経済的負担を軽減することが期待できるか，など今後検証すべき課題は多い．

　発行にたどり着いた本ガイドライン改訂第 2 版ではあるが，策定直後より新しい知見が日々報告されていることから，常に改訂の必要があるといっても過言ではない．そのためには臨床倫理に基づいた質の高い臨床研究が今後いっそう発表されることを期待したい．

　最後に，本ガイドライン改訂第 2 版作成にあたって，日本整形外科学会診療ガイドライン委員会事務局・武内翔様の利益相反の確認やガイドライン策定に関する様々なご指導に感謝いたします．また，文献検索からメール審議，Web 会議の準備などのための事務局を引き受けていただきました，一般財団法人国際医学情報センターの逸見麻理子様，深田名保子様，加治美紗子様，ならびにガイドライン作成方法を丁寧にご指導賜りました Minds の吉田雅博先生に深謝いたします．

2021 年 4 月

日本整形外科学会
腰部脊柱管狭窄症診療ガイドライン策定委員会
委員長　川上　守

初版発行時の編集

監 修
  日本整形外科学会
  日本脊椎脊髄病学会

編 集
  日本整形外科学会診療ガイドライン委員会
  腰部脊柱管狭窄症診療ガイドライン策定委員会

診療ガイドライン策定組織
  ＜日本整形外科学会＞
  理事長　　　　岩本幸英
  ＜日本整形外科学会診療ガイドライン委員会＞
  担当理事　　　久保俊一
  委員長　　　　金谷文則
  ＜腰部脊柱管狭窄症診療ガイドライン策定委員会＞
  委員長　　　　高橋和久
  委員　　　　　佐藤栄修　　市村正一　　伊東　学　　川上　守　　佐藤公昭　　芝　啓一郎
  　　　　　　　白土　修　　星地亜都司　森山明夫
  ＜アブストラクト作成担当＞（五十音順）
  青木保親　　赤澤　努　　鐙　邦芳　　安倍雄一郎　天野貴文　　新井　玄　　安藤宗治
  五十嵐一峰　石川哲大　　石口　明　　伊藤俊紀　　井上　玄　　井上英豪　　岩﨑　博
  植田尊善　　浦崎哲哉　　江口　和　　遠藤　徹　　延與良夫　　大嶋茂樹　　大鳥精司
  岡田基宏　　小倉跡夢　　男澤朝行　　折田純久　　鴨田博人　　河合将紀　　久保勝裕
  窪田誠治　　倉田　亮　　河野　修　　古志貴和　　小谷善久　　坂井宏明　　佐野秀仁
  宿利知之　　新保　純　　須藤英毅　　高尾恒彰　　高橋雅人　　滝　徳宗　　筒井俊二
  中尾慎一　　中川幸洋　　野村和教　　橋爪　洋　　長谷川雅一　花岡英二　　林　哲生
  百町貴彦　　廣岡敦子　　宝亀　登　　放生憲博　　麻殖生和博　前田　健　　益田宗彰
  密川　守　　三矢　聡　　南出晃人　　宮城正行　　村瀬熱紀　　村田泰章　　森　英治
  森　芳史　　柳橋　寧　　山下正臣　　山田　宏　　山田　圭　　山本靖紀　　弓削　至
  横須賀公章　吉田龍弘　　吉本　尚　　脇岡　徹　　渡辺　完

初版の序

　超高齢社会をむかえた我が国において，腰部脊柱管狭窄症を診療する機会は多い．『腰部脊柱管狭窄症診療ガイドライン』は日本整形外科学会と日本脊椎脊髄病学会の監修により作成された．作成メンバーは日本整形外科学会診療ガイドライン委員会のもとにある腰部脊柱管狭窄症診療ガイドライン策定委員会の 10 名であり，日本脊椎脊髄病学会の委員会も同一のメンバーから構成されている．

　本ガイドライン作成の経緯については「前文」に記載されているが，2008 年 4 月 24 日から 2010 年 10 月 29 日までに合計 16 回の委員会が開催された．とくに第 11 回から第 16 回までの委員会は 1 回平均 7 時間におよび，委員全員による内容の精読，修正，加筆を行った．また，75 名の方々にアブストラクトの作成をして頂いた．本ガイドライン作成に関与された全ての方々に心より御礼を申し上げる．

　脊柱管の狭小に関する記載は，19 世紀に遡るとされるが，散発的な症例報告が行われるようになったのは，20 世紀初頭からである．1949 年，Verbiest は sténoses という言葉をはじめて使用した．わが国では 1970 年，東北大学の若松により本症がはじめて紹介された．1976 年，Arnoldi らにより本症に関する定義と分類が発表され，腰部脊柱管狭窄症とは様々な疾患に伴う症候群であるとされた．本ガイドラインでは，症候群としての定義をより明確にするため，前文の表 1 のような診断基準を提示した．

　本ガイドラインは系統的な文献検索により，執筆時における最新の知識を中立的な立場からまとめたものである．診療の際に是非，活用して頂ければと考えている．ただし，同じように神経が圧迫されていても，障害の範囲，程度，時間的変化は患者ごとに異なり，診断法や治療方針が異なる可能性がある．臨床の現場においては，医師による適切な診断が行われ，十分な説明にもとづく患者の同意が根幹となることはいうまでもない．すなわち，本ガイドラインはひとつの目安であり，診療内容を不当に制限したり，逆に拡大したりするために使用してはならない．また将来，病態の解明や診断・治療法の進歩により，執筆内容が大きく変化する可能性があり，むしろ変化すべきものと考えている．

　おわりに，文献検索等にあたっては，日本医学図書館協会の河合富士美様，鈴木孝明様，坪内政義様，山田有希子様のご協力をいただいた．心からの御礼を申し述べたい．

2011 年 7 月

日本整形外科学会
腰部脊柱管狭窄症診療ガイドライン策定委員会
委員長　**高橋　和久**

目　次

前　文

1．はじめに

『Minds 診療ガイドライン作成マニュアル 2017』[1] によれば，診療ガイドラインは「診療上の重要度の高い医療行為について，エビデンスのシステマティックレビューとその総体評価，益と害のバランスなどを考量して，患者と医療者の意思決定を支援するために最適と考えられる推奨を提示する文書」と定義されている．また，「診療ガイドラインの信頼性の源泉は，エビデンスに基づいて科学的な判断がなされていること，そして，作成プロセスに不偏性（unbiasedness）が確保されていて偏った判断の影響が許容範囲内にある」ことで，診療ガイドラインの信頼性が担保されている．そこで，腰部脊柱管狭窄症診療ガイドライン改訂版策定委員会の委員全員の利益相反（COI）を日本整形外科学会事務局で調査確認し，COI がある委員は，推奨決定のための投票を辞退し，不偏性を確保した．したがって，本ガイドライン改訂版の作成過程には信頼性があるといえるが，腰部脊柱管狭窄症と考えられる患者すべてを本ガイドライン改訂版が網羅できるのか，新たに必要な Clinical Question（CQ）があるかどうかなど，実臨床での有用性についての検証は今後望まれるところである．また，本ガイドライン初版の前文にもあるように，「診療の実践内容を否定する目的」，「医療者の活動範囲を拡大あるいは制限する目的」，および「倫理的法的制裁の目的」で使用してはならない．

2．診療ガイドライン作成手順

2.1．基本的な考え方

2007 年に発刊された北米脊椎学会（North American Spine Society：NASS）ガイドラインをもとに，NASS ガイドライン収載後から 2008 年までの英文論文とわが国の実情に合った和文論文を検索し，文献選定作業を行い，本ガイドライン（初版）が 2011 年に完成した．一方，NASS は 2011 年に腰部脊柱管狭窄症診療ガイドラインの改訂版[2] を，2014 年には腰椎変性すべり症の診療ガイドライン改訂版[3] をそれぞれ公表し出版している．すなわち，NASS ガイドラインは一定期間を経て改訂するという手順が取られている．

診療ガイドラインは作成時点での系統的な文献検索により，様々な CQ に対するシステマティックレビューを行い，推奨度が決定されている．しかしながら，これらのガイドラインの発表以降，腰部脊柱管狭窄症の疫学，診断学の進歩，新しい薬物治療や運動療法などの保存治療や低侵襲手術の手術治療に関する多くの報告など，腰部脊柱管狭窄症に対する診療体系は明らかに変遷しているといえる．また，腰椎疾患に対する患者立脚型の評価法や各種治療法の医療経済効果の検証など，検討すべき課題も多岐にわたる．本改訂第 2 版では初版の CQ をもとに，NASS ガイドライン改訂版の Questions を加えて検討し，臨床的特徴や疫学的特徴，診療の全体の流れといった腰部脊柱管狭窄症の基本的特徴，知っておくべき知識である Background Question（BQ）ならびに現在の重要臨床課題に基づき，診療ガイドラインで答えるべき疑問の構成要素を抽出し，ひとつの疑問文で表現した CQ を決定した．

2.2．作成手順

2008 年以降，2019 年までの和文・英文論文を表 1 ～ 3 の検索式を用いて検索した．選定された

表 1　検索式（Cochrane）

ID	Search	Hits
#1	[mh "spinal stenosis"] or spin* near/3 stenos*:ti,kw,ab	1,020
#2	[mh "lumbar vertebrae"] or [mh "lumbosacral region"] or (lumba* or lumbo*):ti,kw,ab	15,331
#3	#1 and #2	848
#4	#3 with Publication Year from 2008 to 2019, in Trials	712
#5	#3 with Cochrane Library publication date Between Jan 2008 and Jun 2019, in Cochrane Reviews, Cochrane Protocols, Clinical Answers, Editorials, Special collections	8
#6	#4 or #5	720
#7	[mh "spinal stenosis"[mj]] or (spin* or lumb* or stenos*):ti	20,001
#8	#6 and #7	621

表 2　検索式（MEDLINE）

[FILE 'MEDLINE' ENTERED AT 10:41:41 ON 10 JUN 2019]

ID	Search	Hits
L1	S SPINAL STENOSIS+NT/CT OR SPIN?(3A)STENOS?	8,443
L2	S LUMBAR VERTEBRAE+NT/CT OR LUMBOSACRAL REGION+NT/CT OR LUMBA? OR LUMBO?	132,701
L3	S L1 AND L2	5,635
L4	S L3/HUMAN AND (ENGLISH OR JAPANESE)/LA AND 2008-2019/PY AND 20080101-20190610/UP NOT EPUB?/FS	2,387
L5	S L4 NOT (CASE REPORT?/DT OR CASE?/TI)	2,028
L6	S L5 AND (*SPINAL STENOSIS+NT/CT OR (SPIN? OR STENOS? OR LUMB?)/TI)	1,852

表 3　検索式（医中誌）

ID	Search	Hits
#1	脊柱管狭窄 /TH or 脊柱管狭窄 /al or 脊椎管狭窄 /al or "spinal stenos"/al	14,473
#2	腰椎 /TH or 腰仙部 /TH or 腰 /al or lumba/al or lumbo/al	116,919
#3	#1 and #2	11,330
#4	#3 and dt=2008:2019 and PDAT=2008/1/1:2019/6/10	6,372
#5	((#4 and CK＝ヒト) or (#4 not (CK＝イヌ , ネコ , ウシ , ウマ , ブタ , ヒツジ , サル , ウサギ , ニワトリ , 鶏胚 , モルモット , ハムスター , マウス , ラット , カエル , 動物)))	6,345
#6	(#5) and (PT＝会議録除く)	2,776
#7	(#6) and (PT＝症例報告・事例除く)	2,156
#8	#7 and (腰 /ti or 狭窄 /ti or stenos/ti or 脊 /ti or spin/ti or lumb/ti or 脊柱管狭窄 /MTH)	1,883

論文の構造化シートを作成し，質の高い英文・和文論文のうち，BQ/CQ に合致した論文を採択した．執筆にあたり重要な論文がある場合はハンドサーチで追加した．ランダム化比較試験（randomized controlled trial：RCT）は基本的に採用したが，RCT だけでは評価が十分ではない長期合併症などの CQ は，観察研究の論文も採用した．CQ に合致するシステマティックレビューは，引用文献を精査したうえで，最新の文献まで網羅されている場合はメタアナリシスの内容（エビデンス）をそ

のまま使用可能としたが，推奨は委員会で検討した．なお最新の文献が含まれていない場合には，メタアナリシスを再度行った．CQ の Outcomes は，腰痛・下肢痛・下肢しびれ，身体機能（歩行），社会生活，QOL，生命予後，医療経済ならびに有害事象とした．「有効」とは益の面のみを指すが，「有用」とは「有効かつ安全（益が害に勝る）か」を評価することとし，推奨を作成する際の4項目「益と害」，「エビデンスの確実性」，「患者の価値観・好み」，「コスト」を検討したうえで，推奨草案を作成した（表4，表5）．なお，推奨草案の1，2にあてはまらないものは「明確な推奨ができない」とした．委員会の推奨は，COI のない委員で投票し，70%以上の合意率で決定した．合意が得られない場合は，3回までの投票を委員会で行い，合意が得られない場合は，その投票結果を記載することとした．

表4 エビデンスの強さ

- □ A（強い）：効果の推定値に強く確信がある
- □ B（中程度）：効果の推定値に中程度の確信がある
- □ C（弱い）：効果の推定値に対する確信は限定的である
- □ D（非常に弱い）：効果の推定値がほとんど確信できない

表5 推奨の強さ

- □ 1（強い）：「行うこと」または「行わないこと」を推奨する
- □ 2（弱い）：「行うこと」または「行わないこと」を提案する

2.3. 推奨決定から最終化，導入方針まで

　本ガイドライン改訂(案)に対して外部評価とパブリックコメントを募集したうえで最終化を行った．なお，パブリックコメントと外部評価は，以下の学会に依頼した．
・日本整形外科学会（募集期間：2020年10月20日〜11月20日）
・日本脊椎脊髄病学会（募集期間：2020年10月20日〜11月20日）
　コメントの内容について委員会全体で再検討し，重要なものは本文に反映した．また，今回の BQ，CQ では対応できないコメントについては次回の腰部脊柱管狭窄症診療ガイドライン改訂委員会に申し送ることとした．

3. おわりに

　本ガイドライン改訂第2版が，腰部脊柱管狭窄症患者のみならず医療者側にとっても有用なひとつの指標となることを期待したい．しかしながら，日常診療では多くの Questions が湧き上がってくる．また，序文で述べたようにガイドラインはただ作成するのみでなく，有用な診療ガイドラインとして今後検証すべき課題は多い．現時点でも多くの臨床研究が倫理規程に則して進行中であると思われるが，本ガイドライン改訂第2版を一読していただくことで，今後の臨床研究の課題をみつけ，臨床倫理に基づいた質の高い臨床研究が多く発表されることを期待したい．

文献

1) 小島原典子，中山健夫，森實敏夫ほか（編）．Minds 診療ガイドライン作成マニュアル 2017，公益財団法人日本医療機能評価機構 EBM 医療情報部，2017.
2) North American Spine Society Evidence-Based Clinical Guidelines for Multidisciplinary Spine Care: Diagnosis and Treatment of Degenerative Lumbar Spinal Stenosis (Revised 2011). North American Spine Society. Available from: http://www.spine.org/Portals/0/Assets/Downloads/ResearchClinicalCare/Guidelines/LumbarStenosis.pdf
3) North American Spine Society Evidence-Based Clinical Guidelines for Multidisciplinary Spine Care: Diagnosis and Treatment of Degenerative Lumbar Spondylolisthesis (Revised 2014). Available from: http://www.spine.org/Portals/0/Assets/Downloads/ResearchClinicalCare/Guidelines/Spondylolisthesis.pdf

第1章 定義・疫学・自然経過

Background Question 1

腰部脊柱管狭窄症の定義は何か

要約

● 腰椎部の脊柱管あるいは椎間孔（解剖学的には脊柱管に含まれていない）の狭小化により，神経組織の障害あるいは血流の障害が生じ，症状を呈すると考えられているが，現在のところ，腰部脊柱管狭窄症の定義について完全な合意は得られていない．

○解説○

歴史的経緯[1] から，腰部脊柱管狭窄症はひとつの疾患ではなく種々の症候の組み合わせからなる[2]．関連する様々な病状を包括する定義はなく，また，成因が完全に解明されていないことから，現在のところ，腰部脊柱管狭窄症の定義について統一された見解はない．

Verbiest[3] は，「患者は歩行や立位において，馬尾障害，すなわち下肢における両側性の根性痛，感覚障害および筋力低下を示す．患者が臥位になるとそれらの症状は即座に消失し，安静時の神経学的所見には異常がない．一見するとそれらの愁訴は血管性の間欠跛行と誤解されうる．脊髄造影により硬膜外からの圧迫によりブロック像を示す」と記載している．

Arnoldi[4] は，「脊柱管，神経根管，椎間孔における部分的，分節的あるいは全体的な狭小化であり，骨によるものも軟部組織によるものもあり，骨性脊柱管のみ，硬膜管のみ，あるいは両方が狭小化しているものがある」としている．

日本脊椎脊髄病学会の『脊椎脊髄病用語事典（改訂第6版）』[5] には，「脊柱管を構成する骨性要素や椎間板，靱帯性要素などによって腰部の脊柱管や椎間孔が狭小となり，馬尾あるいは神経根の絞扼性障害をきたして症状が発現したもの．絞扼部によって central と lateral に分けられる．特有な臨床症状として，下肢のしびれと馬尾性間欠跛行が出現する．病態には先天性，後天性の種々のものがある．生来の脊柱管狭小に加えて退行変性による脊椎症性変化により中年以後発症するものが多い」と記載されている．

North American Spine Society のガイドライン改訂版（2011年版）[6] では，「変性腰部脊柱管狭窄症は，腰椎において脊柱管の続発性退行変化に伴い神経組織と血管のスペースが減少する状態と定義できる．症候性の場合は，腰痛はあってもなくてもよいが，殿部痛，下肢痛や疲労感がみられる可変的な症候群である．腰部脊柱管狭窄症の特徴は，関与する因子によって症状が増悪したり軽快することである．歩行のような直立での運動や特定の体位により神経性跛行が惹起される．また，前屈位や座位の保持，あるいは安静臥床時には症状が軽減することが多い」とされている．

腰部脊柱管狭窄症では，腰椎部の脊柱管あるいは椎間孔（解剖学的には脊柱管に含まれていない）の狭小化により，神経組織の障害あるいは血流の障害が生じ，症状を呈すると考えられている．本ガイドライン初版にて解説されているように，症状は疼痛，しびれ，倦怠感など様々であり，また歩行や姿勢などの動作に伴い変化するという特徴を有する．複数の症候の組み合わせによって診断

される診断名あるいは疾患は症候群と呼ばれ，腰部脊柱管狭窄症は特有の症状を有する症候群である．また，初版では，日常診療においてはある程度の共通した基準が必要であることから，一時的な診断基準を提案した．今回は，初版の診断基準(案)を改訂し，

①殿部から下肢の疼痛やしびれを有する

②殿部から下肢の症状は，立位や歩行の持続によって出現あるいは増悪し，前屈や座位保持で軽減する

③腰痛の有無は問わない

④臨床所見を説明できる MRI などの画像で変性狭窄所見が存在する

を腰部脊柱管狭窄症の診断基準として提案する．腰痛については，初版で「歩行で増悪する腰痛は単独であれば除外する」と提示していたが，今回は「腰痛の有無は問わない」とした．その理由は，脊柱管や椎間孔の狭小化による神経組織や血流の障害から惹起される腰痛と非特異的腰痛を鑑別する確立された評価法はないためである．

　今後はこれから明らかになる科学的根拠に基づき，随時更新しながら真の診断基準に近づけていく必要がある．基準とは，比較・判断をするよりどころとなる一定の標準である．一方，定義とは，概念・病態を他の概念と区別できるように明確に限定することである．すなわち，定義と診断基準は同義語ではなく，腰部脊柱管狭窄症の定義については，上記のごとく様々な意見がある．現在のところ，成因や病理学的な変化が完全には解明されておらず，腰部脊柱管狭窄症の定義について完全な合意は得られていない．

文献

1) 高橋和久．【内科医のための腰部脊柱管狭窄症の必須知識】歴史　Historical review．Mod Physician 2011; **31**: 1043-1046.
2) 菊地臣一．【腰部脊柱管狭窄症 up-to-date】基礎編　概念・分類・病態・最新研究　腰部脊柱管狭窄　概念と分類．脊椎脊髄ジャーナル 2008; **21**: 259-264.
3) Verbiest H. A radicular syndrome from developmental narrowing of the lumbar vertebral canal. J Bone Joint Surg Br 1954; **36**: 230-237.
4) Arnoldi CC, Brodsky AE, Cauchoix J, et al. Lumbar spinal stenosis and nerve root entrapment syndromes. Definition and classification. Clin Orthop Relat Res 1976; **115**: 4-5.
5) 日本脊椎脊髄病学会（編）．脊椎脊髄病用語辞典，第 6 版，南江堂，東京，2020.
6) North American Spine Society Evidence-based clinical guidelines for multidisciplinary spine care: diagnosis and treatment of degenerative lumbar spinal stenosis [Internet]. 2011. Available from: https://www.spine.org/Prtals/0/Assets/Dpwnloads/ReseachClinicalCare/Guidelines/LumbarStenosis.pdf

腰部脊柱管狭窄症の自然経過はどのようなものか

要約

● 疫学調査や未治療例での経過観察の研究報告はないので真の自然経過は不明である．軽度～中等症例の 10 年以上の臨床経過は，50～60%の症例で満足のいく結果が得られたが，手術適応とされる重度の症例は除外されているため，重度の症例の自然経過に関する結論を導き出すことはできない．また，画像上の重度な脊柱管狭窄は，症状の悪化と関連が認められ予後予測因子となりうる．

○ 解説 ○

すべての腰部脊柱管狭窄症患者が経時的に症状の増悪を示すとはいえないことは，患者へのインフォームド・コンセント，手術適応の決定のうえからも重要である．ただし，システマティックレビューの対象となった研究では手術適応とされる重度の患者が除外されており，こうした研究報告から導き出された腰部脊柱管狭窄症の自然経過は軽度または中等度の患者が主体であり，重度の患者の自然経過に関する結論を導き出すことはできない．

1．喫煙歴との関連

Knutsson らはスウェーデンの International Statistical Classification of Diseases and Related Health Problems（ICD）コードを用いて，喫煙が腰部脊柱管狭窄症に対して手術にいたる危険因子か否かについて前向きに検討した．対象者 331,941 例のうち，喫煙のカテゴリ別に，過去の喫煙が 16%，中程度の喫煙者が 26%，大量喫煙者が 14%であった．30.7 ヵ月の経過観察の結果，非喫煙者と比較して，すべての喫煙カテゴリで手術率に関連していた．大量喫煙者では，中程度または過去の喫煙と比較し，手術率の増加のリスクが高かった[1]．

2．筋電図との関連

Adamova らは 151 例の軽度～中等度の腰部脊柱管狭窄症例のうち，平均 88 ヵ月の経過観察を行った 56 例について検討した．この期間，様々な保存治療を行い，34 例（60.7%）で満足の行く結果（改善もしくは変化なし）であった．なお，6 例（10.7%）が平均 28 ヵ月（550 ヵ月間）で症状の悪化のため手術を行った．筋電図のヒラメ筋の H 波異常所見が，予後不良因子であった[2]．

3．画像所見との関連

Fukushima らは，臨床症状と MRI 所見から診断した腰部脊柱管狭窄症 274 例を対象とし，手術にいたる予測因子を検討した．このうち，各施設の方針による保存治療を行い，3 年間の追跡が可能であったのは 185 例（追跡率 67.3%）で，82 例（44.3%）で手術を施行した．多変量解析の結果，馬尾症状（オッズ比 3.38）と変性すべり／側弯の合併（オッズ比 2.00）が手術にいたる有意な予測因子であった[3]．

Minamide らは，保存治療を施行した腰部脊柱管狭窄症 34 例を対象として，10 年以上にわたる縦断的研究を行った．経過観察し得たのは 29 例（平均追跡期間 11.1 年）で，日本整形外科学会腰痛疾患治療成績判定基準による臨床経過の評価では，38%で悪化し，31%で変化なし，31%で軽快した．

悪化群の脊柱管断面積は，変化なし群ならびに軽快群と比較して有意に小さかった．悪化群9例のうち手術にいたった6例は，初回の硬膜管断面積が50 mm^{2}未満であった[4]．

　Wessberg らは臨床症状と画像所見（MRI，CT）から中等度の腰部脊柱管狭窄症と診断された146例のうち，経過観察が可能であった129例中質問票に回答した107例（追跡率89％，平均経過観察期間3.3年）を検討した．下肢痛と腰痛 visual analog scale の臨床的意義のある最小変化量（minimal clinically important difference）は，それぞれ32％と36％で改善，55％と54％で不変，13％と10％で悪化した．歩行障害は不変が49％，改善が29％，悪化が22％であった．また，手術にいたったのは10例（7％）であった．さらに，硬膜管断面積が0.5 cm^{2}未満では改善例はなかった[5]．

　Adamova らは，153例の軽度〜中等度（numerical rating scale で0〜6，Oswestry Disability Index で0〜60％，201 m 以上または21〜200 m の歩行が可能）の腰部脊柱管狭窄症例のうち，平均139ヵ月の経過観察を行った53例について検討した．この期間，症状に合わせて様々な保存治療を行い，54.7％の症例で満足（改善もしくは変化なし）な結果であった．7例（13.2％）で平均34ヵ月時に症状の悪化のため手術を行った．多変量解析の結果，CT上の脊柱管横径が13.6 mm以下の症例が不満足な結果の関連因子であった．しかし，前述した平均経過観察期間88ヵ月で有意な予後不良因子であった筋電図上の異常所見は，有意な予後不良因子ではなかった[6]．

文献

1）Knutsson B, Mukka S, Wahlstrom J, et al. The association between tobacco smoking and surgical intervention for lumbar spinal stenosis: cohort study of 331,941 workers. Spine J 2018; **18**: 1313-1317.
2）Micankova AB, Vohanka S, Dusek L, et al. Prediction of long-term clinical outcome in patients with lumbar spinal stenosis. Eur Spine J 2012; **21**: 2611-2619.
3）Fukushima M, Oka H, Hara N, et al. Prognostic factors associated with the surgical indication for lumbar spinal stenosis patients less responsive to conservative treatments: An investigator-initiated observational cohort study. J Orthop Sci 2017; **22**: 411-414.
4）Minamide A, Yoshida M, Maio K. The natural clinical course of lumbar spinal stenosis: a longitudinal cohort study over a minimum of 10 years. J Orthop Sci 2013; **18**: 693-698.
5）Wessberg P, Frennered K. Central lumbar spinal stenosis: natural history of non-surgical patients. Eur Spine J 2017; **26**: 2536-2542.
6）Adamova B, Vohanka S, Dusek L, et al. Outcomes and their predictors in lumbar spinal stenosis: a 12-year follow-up. Eur Spine J 2015; **24**: 369-380.

第2章　診断・評価

Background Question 3

腰部脊柱管狭窄症を診断するために有用な病歴および診察所見は何か

要約
●中高齢で殿部から下肢に痛みやしびれがあり，症状が歩行や立位で増悪し，座位や前屈位で軽減する場合は腰部脊柱管狭窄症の可能性が高い．間欠跛行は腰部脊柱管狭窄症に特徴的な症状であるが，血管性間欠跛行との鑑別が重要である． ●「腰部脊柱管狭窄診断サポートツール」は，患者をスクリーニングするために用いられるツールとして簡便で有用である．

○解説○

1. 病歴

　腰部脊柱管狭窄症の診断に有用な病歴としてコンセンサスが得られているのは，中高齢者で殿部から下肢に痛みやしびれがあること，症状が歩行や立位で増悪し，座位や前屈で軽減することである．North American Spine Society（NASS）ガイドラインでも腰部脊柱管狭窄症の診断に有用な病歴や診察所見としてこれらの所見が明記されており，さらに症状が歩行により増悪しない場合には腰部脊柱管狭窄症ではない可能性が高いとされている[1]．International Society for the Study of the Lumbar Spine（ISSLS）のタスクフォースによる国際的調査では，脊椎専門医が腰部脊柱管狭窄症の診断に重要と考える病歴は，①歩行時に殿部痛と下肢痛があるか，②前屈で症状が楽になるか，③ショッピングカートや自転車を使用すると症状が楽になるか，④歩行時に運動や感覚障害が生じるか，⑤足部動脈拍動が正常で左右差がないか，⑥下肢筋力低下があるか，⑦腰痛はあるかの7つと報告されている[2]．Chad らは，腰痛または腰痛と下肢痛を有する患者1,448例を対象とした観察研究で，①症状が両側性，②腰痛より下肢痛が強い，③歩行や立位時に痛み，④座ると楽になり，⑤年齢が48歳以上，が含まれれば腰部脊柱管狭窄症の可能性が高く（感度0.96），逆に腰部脊柱管狭窄症でない確率は非常に低い（尤度比LR 0.19）と報告した[3]．一方，尾形らは，腰部脊柱管狭窄症と診断された患者531例の初診時問診票の結果を後ろ向きに調査し，腰痛（77.8％），下肢痛（69.3％），下肢しびれ（77.2％），歩行障害（62.3％）の愁訴は多いが，背筋を伸ばしたときに症状が増悪し（27.5％），前かがみで楽になる（19.2％）という典型的な症状はむしろ少数であったと報告している[4]．

　神経性間欠跛行は腰部脊柱管狭窄症に特徴的な所見であるが，下肢症状が出現しても歩行を持続することのできる患者がいるため，間欠跛行は必須の病歴とはいえない．Tosan らは，患者申告の歩行可能距離は正確性が低く，特に60歳以降は過少申告することが多いと報告している[5]．

　腰痛はNASS ガイドラインの診断定義でその有無は問わないとされている．原らは，腰部脊柱管狭窄症274例を下肢症状のない対照212例と比較検討し，腰部脊柱管狭窄症群では腰痛の有訴率（88％）や痛みの程度が強く，間欠跛行性の腰痛（しばらく歩くと痛くなり座って休むと楽になる性質の腰痛）が85％で，対照群（38％）と比較し有意に高率であったと報告している[9]．

9

　その他，参考になる病歴として，腰部脊柱管狭窄症患者では夜間のこむら返りが多いという報告がある[6]．

2．診察所見

　下肢神経学的診察所見や Kemp テストが参考になるが，腰部脊柱管狭窄症に特異性の高い診察所見とはいえない．Kemp テストは，L4/5 高位の脊柱管狭窄による L5 神経根障害では 60.8％，L5/S 高位の椎間孔狭窄による L5 神経根障害では 79.6％で陽性と報告されている[19]．Adachi らは，膝窩部における脛骨神経の圧痛所見 tibial nerve compression test が腰部脊柱管狭窄症の診断に有用とし，腰部脊柱管狭窄症患者 108 例のうち 92.6％の患者が陽性で，健常対照者と比較し有意に多かったと報告している[7]．

　菊地らは歩行負荷により生じる自覚症状および他覚所見をもとに，神経性間欠跛行を下肢，殿部および会陰部の感覚障害を特徴とした多根性障害を呈する馬尾型，下肢と殿部の疼痛を特徴とした単根性障害（神経根型），および両者を合併した混合型の 3 群に分類した[8]．馬尾型では選択的神経根ブロックを行っても間欠跛行は改善しないが，神経根型ではブロック後に間欠跛行は一時的に消失すると報告されている．

3．鑑別診断に有益な病歴，診察所見

　腰部脊柱管狭窄症の特徴的な症状のひとつである間欠跛行は，末梢動脈疾患（peripheral arterial disease：PAD）などの血管性間欠跛行との鑑別が重要である．後者は姿勢と関係せず，立ち止まるだけで下肢痛が軽減する特徴がある．正常でも触知できない場合があることを念頭に足背動脈または後脛骨動脈の拍動の有無や，足関節上腕血圧比（ankle brachial pressure index：ABI）を測定するなど，診察所見と合わせて診断することが重要である．足背動脈の触知不良で ABI が低く，ブロック治療に反応しにくい患者では閉塞性動脈硬化症の危険があるので注意を要する[23]．また，両者が合併する場合もあることに留意する．腰部脊柱管狭窄症患者のうち 6.7％が PAD を伴う腰部脊柱管狭窄症（LSSPAD）であり，LSSPAD 患者の関連因子は，高齢，糖尿病，脳血管障害，および虚血性心疾患の合併であると報告されている[24]．

4．併存症や背景疾患

　内科的併存症については，高血圧や糖尿病が腰部脊柱管狭窄症の危険因子であることを複数の研究が報告している．国内の大規模多施設研究において，腰部脊柱管狭窄症患者では心疾患や高血圧の合併率が高いことが示されている[12]．また，日本全国住民から無作為抽出された 4,400 名のうち，回答が得られた 2,666 名の住民サーベイランスでは，高齢（オッズ比 5.38，95％信頼区間 2.03 〜 14.21），糖尿病（オッズ比 2.05，95％信頼区間 1.14 〜 3.67），排尿障害（オッズ比 2.17，95％信頼区間 1.10 〜 4.29），変形性関節症・骨折の合併（オッズ比 2.71，95％信頼区間 1.53 〜 4.82）や重度のうつ（オッズ比 3.55，95％信頼区間 1.97 〜 6.40）は，腰部脊柱管狭窄症の関連因子であった[13]．Raphael らは，腰部脊柱管狭窄症患者 537 例とイスラエル全国統計調査データベースの対照群データを比較し，腰部脊柱管狭窄症患者では高血圧 23.2％（対照群 7.8％），糖尿病 13.6％（対照群 5.9％）の有病率が有意に高く，虚血性心疾患 11.9％，高脂血症 4.4％は有意な差がなかったと報告している[14]．上杉らは，全国 64 施設を受診した 50 歳以上の腰部脊柱管狭窄症 526 例と，対照として本邦における 2006 年度国民健康栄養調査データから層化無作為抽出した 50 歳以上の男性 1,218 名と女性 1,636 名の調査研究を行い，50〜69 歳は男女とも腰部脊柱管狭窄症群は対照群より高血圧と糖尿病を合併している割合が多いと報告している[15]．Maeda らは，住民コホート研究である The

Wakayama Spine Study において 968 名を対象として，画像上中等度の脊柱管狭窄で症候性の場合は糖尿病（オッズ比 3.9，95％信頼区間 1.52 〜 9.34）と ABI 低値（オッズ比 1.36，95％信頼区間 1.04 〜 1.81）が関連すること，一方，画像上重度の脊柱管狭窄で症候性の場合には関連する項目はなかったと報告している[16]．この他，肥満や腹囲，腰痛の家族歴[17]も腰部脊柱管狭窄症の関連因子と報告されている．

　腰部脊柱管狭窄症患者では活動性低下により身体機能が低下し，大きなストレスを抱えていることも多い．Ishimoto らは先述の The Wakayama Spine Study における 1,009 名を対象に腰部脊柱管狭窄症の有無別に比較し，6 m 最速歩行時間は腰部脊柱管狭窄症有訴者で有意に長く，腰部脊柱管狭窄症の関連因子（オッズ比 1.17，95％信頼区間 1.01〜1.34）であった．6 m 最速歩行時間は，腰部脊柱管狭窄症の身体能力低下の評価に有用な所見であったと報告している[10]．Park らは，腰部脊柱管狭窄症患者 77 例を年齢と性別をマッチングさせた対照 385 名と比較し，腰部脊柱管狭窄症患者では握力で評価したサルコペニアの有病率（25％）が対照群（12％）と比較して有意に高かったと報告している[11]．Sekiguchi らは，大規模全国多施設研究（全国 2,177 病院に脊椎疾患で受診した 18,642 例を対象）で腰部脊柱管狭窄症の年代別有病率や心理・社会的要因との関連を調査し，腰部脊柱管狭窄症の有病率は加齢とともに上昇すること，自覚するストレス（オッズ比 1.69，95％信頼区間 1.57 〜 1.82）と下肢・腰への負荷（オッズ比 1.41，95％信頼区間 1.31 〜 1.52）が腰部脊柱管狭窄症と関連すること，腰部脊柱管狭窄症があると仕事満足度が低いことを報告している[12]．

5．椎間孔狭窄を診断する有用な病歴および診察所見

　安静時下肢痛が強い場合には，脊柱管内狭窄よりも椎間孔狭窄の可能性が高いと報告[18]されている．片側の下肢痛を主訴として第 5 腰髄（L5）神経根ブロックで一時的に症状が消失した 172 例中，手術を施行された 98 例を解析し，L5/S 椎間孔部狭窄（38 例）では，L4/5 脊柱管狭窄（60 例）と比較して有意に安静時下肢痛の有訴率（76％ vs. 35％）が高く，痛みの程度（VAS 66 ±31 vs. 13 ±19 mm）も強いことが報告されている[18]．Yamada らは，神経根ブロックで確定診断された L5 神経根障害の L4/5 脊柱管狭窄（51 例）と L5/S 椎間孔部狭窄（49 例）の 100 例を対象として，症候性椎間孔部狭窄の診断サポートツールを開発した．本ツールは Bonnet テスト 3 点，Freiberg テスト 5 点，座位時痛 3 点，および臥位時痛 9 点とする合計 20 点満点からなり，合計 5 点をカットオフ値とすると感度が 75.5％，特異度が 82.3％であり，症候性の椎間孔狭窄の診断サポートツールとして有用であると報告している[19]．今後は，本サポートツールの信頼性と妥当性の検証が期待される．

6．腰椎以外の脊椎病変の病歴

　脊柱管の狭窄が頚椎と腰椎で縦列に存在する tandem spinal stenosis（TSS）という概念が知られている．Lee らは，19 世紀後半から 20 世紀前半に収集されたヒト骨格標本から 440 体を解析し，TSS の有病率は 0.9〜5.4％で，頚椎と腰椎の狭窄には関連があり，どちらかに狭窄が存在した場合，他方にも狭窄が存在するという陽性的中率は 15.3〜32.4％と報告している[20]．TSS に関するシステマティックレビューでは，臨床的にも 7.8〜60％の脊柱管狭窄症の症例で TSS が存在することが報告されている[21]．

　また，手術治療を必要とする腰部脊柱管狭窄症 2,363 例では，中下位胸椎にびまん性特発性骨増殖症（diffuse idiopathic skeletal hyperostosis：DISH）の有病率が 31.7％で，腰部脊柱管狭窄症ではない住民の有病率（16.7％）と比較して有意に多く，DISH（オッズ比 1.65，95％信頼区間 1.32〜2.07）は腰部脊柱管狭窄症の関連因子と報告されている[22]．

7. 診断サポートツール

　医師用あるいは患者自記式の複数の腰部脊柱管狭窄症診断サポートツールが開発されているが，いずれも高い感度と特異度を有している．これらの診断サポートツールを使用することにより，プライマリケアにおける腰部脊柱管狭窄症の診断だけでなく，自記式のツールは患者の自己診断にも有用と考えられる．ただし，これらのツールはスクリーニングとして使用されるべきものであり，確定診断には専門医による画像検査も含めた精査が必要である．

1）日本脊椎脊髄病学会の腰部脊柱管狭窄診断サポートツール（表 1）

　本サポートツールの有用性は初版の腰部脊柱管狭窄症診療ガイドラインでも推奨されている．ツールに含まれる項目は病歴 2 項目，問診 3 項目，および身体所見 5 項目で，合計点は −2 点から16 点までである．合計点が 7 点以上の場合は腰部脊柱管狭窄症である可能性が高く，7 点をカットオフ値に設定した場合の感度は 92.8％，特異度は 72.0％であった[25]．

表 1　腰部脊柱管狭窄診断サポートツール

	評価項目	判定（スコア）	
病歴	年齢	60 歳未満（0）	
		60 〜 70 歳（1）	
		71 歳以上（2）	
	糖尿病の既往	あり（0）	なし（1）
問診	間欠跛行	あり（3）	なし（0）
	立位で下肢症状が悪化	あり（2）	なし（0）
	前屈で下肢症状が軽快	あり（3）	なし（0）
身体所見	前屈による症状出現	あり（− 1）	なし（0）
	後屈による症状出現	あり（1）	なし（0）
	ABI 0.9	以上（3）	未満（0）
	ATR 低下・消失	あり（1）	正常（0）
	SLR テスト	陽性（− 2）	陰性（0）

該当するものをチェックし，割り当てられたスコアを合計する（マイナス数値は減算）．
合計点数が 7 点以上の場合は，腰部脊柱管狭窄症である可能性が高い．
ABI：ankle brachial pressure index, 足関節上腕血圧比
ATR：Achilles tendon reflex, アキレス腱反射
SLR テスト：straight leg raising test, 下肢伸展挙上テスト

2）東北腰部脊柱管狭窄症研究会の腰部脊柱管狭窄症自記式診断サポートツール

　東北腰部脊柱管狭窄症研究会で，問診のみで診断可能な，かつ神経障害形式が予測できる自記式の診断サポートツールが開発された．質問票は 10 問で構成され，あてはまる項目の組み合わせにより腰部脊柱管狭窄症を判定し，感度が 84％，特異度が 78％である．さらに，馬尾障害の有無を推定できることから，馬尾障害の早期診断と治療に利用可能である[26]．腰椎椎間板ヘルニアとの鑑別の精度を高めるために重みづけによる得点化とした本ツール version 2 では，カットオフ値を13 点とすると感度 92.7％，特異度 84.7％，陽性尤度比 6.074，陰性尤度比 0.087 と高い精度を有する[27]．しかし，変形性股関節症患者 177 例を対象とした研究では，腰部脊柱管狭窄症の陽性率が36％であり，特に痛みの強い患者や 60 歳以上では 50％が腰部脊柱管狭窄症として検出されると報告されている[28]．本ツールはスクリーニングツールであり，確定診断ではないことに留意する．

3）神奈川版 LCS 診断ツール

神奈川県の脊椎専門 11 施設で行われた研究結果をもとに開発された簡易式自己診断ツールである．総得点 10 点中カットオフ値を 7 点とすると，感度 74％，特異度 81％であったと報告されている[29]．今後は，本サポートツールの信頼性と妥当性の検証が期待される．

4）The N-CLASS criteria（clinical classification criteria for neurogenic claudication caused by lumbar spinal stenosis）

The N-CLASS criteria は，腰部脊柱管狭窄症による神経性間欠跛行を同定するために，国際的な多施設研究グループによって開発された指標である．症状 4 項目，身体所見 2 項目の計 6 項目で，60 歳以上（4 点），30 秒伸展テスト陽性（立位で後屈 30 秒中に下肢症状が再現される：4 点），両下肢痛がある（3 点），座位で下肢痛が軽減（3 点），前屈姿勢による下肢痛の軽減（3 点），下肢伸展挙上テスト（股関節屈曲 60° 以下で疼痛）が陰性（2 点）の総点数 19 点中 11 点以上の場合は，腰部脊柱管狭窄症に伴う神経性間欠跛行と類別でき，感度は 80％，特異度は 92％であった[30]．

5）神経因性膀胱（下部尿路症状）評価の国際前立腺症状スコア（IPSS）

腰部脊柱管狭窄症で，特に馬尾障害により，膀胱直腸障害が生じることがある．膀胱の障害は自覚しにくい症状であり，泌尿器科疾患，男性では前立肥大，女性では腹圧性尿失禁が鑑別診断で重要である．国際前立腺症状スコア（IPSS）は，前立腺肥大症以外の泌尿器科疾患にも汎用され，7 項目の合計 35 点満点で，軽症（7 点以下），中等症（8〜19 点），重症（20〜35 点）に分類でき，日本語訳の妥当性が検証されている．本邦において，手術適応のある腰椎変性疾患 178 例（腰椎椎間板ヘルニア 52 例，腰部脊柱管狭窄症 126 例）を対象とした IPSS の有用性を検討した研究では，神経因性膀胱を合併する割合は 40％前後で，男性において尿路疾患を並存する割合は 45％であった．日本整形外科学会腰痛疾患治療成績判定基準の膀胱機能は 3 段階で評価され，IPSS と相関はあるが，IPSS は 36 段階の詳細な重症度評価や下部尿路障害の出現様式の把握が可能で，腰椎変性疾患における下部尿路障害の把握に有用であると報告されている[31]．

文献

1）North American Spine Society clinical guidelines for multidisciplinary spine care. Diagnosis and treatment of degenerative lumbar spinal stenosis. 2011. Available at: https://www.spine.org/Portals/0/assets/downloads/ResearchClinicalCare/Guidelines/LumbarStenosis.pdf

2）ISSLS prize winner: consensus on the clinical diagnosis of lumbar spinal stenosis. Spine 2016; **41**: 1239-1246.

3）Cook C, Brown C, Michael K, et al. The clinical value of a cluster of patient history and observational findings as a diagnostic support tool for lumbar spine stenosis. Physiother Res Int 2011; **16**: 170-178.

4）尾形直則，森野忠夫，堀内秀樹ほか．腰部脊柱管狭窄症の症候学　外来問診票の分析から．中部整災誌 2014; **57**: 1151-1152.

5）Okoro T, Qureshi A, Sell B, et al. The accuracy of assessment of walking distance in the elective spinal outpatients setting. Eur Spine J 2010; **19**: 279-282.

6）Matsumoto M, Watanabe K, Tsuji T, et al. Nocturnal leg cramps: a common complaint in patients with lumbar spinal canal stenosis. Spine 2009; **34**: E189-E194.

7）Adachi S, Nakano A, Kin A, et al. The tibial nerve compression test for the diagnosis of lumbar spinal canal stenosis-A simple and reliable physical examination for use by primary care physicians. Acta Orthop Traumatol Turc 2018; **52**: 12-16.

8）菊地臣一，星加一郎，松井達也ほか．腰椎疾患における神経性間欠跛行（第 1 報）分類と責任高位・部位診断．整形外科 1986; **37**: 1429-1439.

9）原　慶宏，松平　浩，増田和浩ほか．【腰痛の起源と疫学】症候性の腰部脊柱管狭窄症患者における腰痛の実態　コントロール群との比較．J Spine Res 2011; **2**: 1064-1069.

10） Ishimoto Y, Yoshimura N, Muraki S, et al. Prevalence of symptomatic lumbar spinal stenosis and its association with physical performance in a population-based cohort in Japan: the Wakayama Spine Study. Osteoarthritis Cartilage 2012; **20**: 1103-1108.

11） Park S, Kim HJ, Ko BG, et al. The prevalence and impact of sarcopenia on degenerative lumbar spinal stenosis. Bone Joint J 2016; **98-B**: 1093-1098.

12） Sekiguchi M, Yonemoto K, Kakuma T, et al. Relationship between lumbar spinal stenosis and psychosocial factors: a multicenter cross-sectional study (DISTO project). Eur Spine J 2015; **24**: 2288-2294.

13） Yabuki S, Fukumori N, Takegami M, et al. Prevalence of lumbar spinal stenosis, using the diagnostic support tool, and correlated factors in Japan: a population-based study. J Orthop Sci 2013; **18**: 893-900.

14） Lotan R, Oron A, Anekstein Y, et al. Lumbar stenosis and systemic diseases: is there any relevance? J Spinal Disord Tech 2008; **21**: 247-251.

15） 上杉和秀，関口美穂，菊地臣一ほか．【腰痛の起源と疫学】腰部脊柱管狭窄と生活習慣病．J Spine Res 2011; **2**: 1076-1081.

16） Maeda T, Hashizume H, Yoshimura N, et al. Factors associated with lumbar spinal stenosis in a large-scale, population-based cohort: The Wakayama Spine Study. PLoS One 2018; **13**: e0200208.

17） Doualla-Bija M, Takang MA, Mankaa E, et al. Characteristics and determinants of clinical symptoms in radiographic lumbar spinal stenosis in a tertiary health care centre in sub-Saharan Africa. BMC Musculoskelet Disord 2017; **18**: 494.

18） Yamada K, Aota Y, Higashi T, et al. Lumbar foraminal stenosis causes leg pain at rest. Eur Spine J 2014; **23**: 504-507.

19） Yamada H, Oka H, Iwasaki H, et al. Development of a support tool for the clinical diagnosis of symptomatic lumbar intra- and/or extra-foraminal stenosis. J Orthop Sci 2015; **20**: 811-817.

20） Lee MJ, Garcia R, Cassinelli EH, et al. Tandem stenosis: a cadaveric study in osseous morphology. Spine J 2008; **8**: 1003-1006.

21） Overley SC, Kim JS, Gogel BA, et al. Tandem Spinal Stenosis: A Systematic Review. JBJS Rev 2017; **5**: e2.

22） Yamada K, Satoh S, Hashizume H, et al. Diffuse idiopathic skeletal hyperostosis is associated with lumbar spinal stenosis requiring surgery. J Bone Miner Metab 2019; **37**: 118-124.

23） Lee DC, Heo DH, Cho KS. Concomitant occlusive vascular lesions of legs in patients with degenerative lumbar diseases: do these lesions influence treatment? J Neurol Surg A Cent Eur Neurosurg 2019; **80**: 8-14.

24） Uesugi K, Sekiguchi M, Kikuchi S, et al. Lumbar spinal stenosis associated with peripheral arterial disease: a prospective multicenter observational study. J Orthop Sci 2012; **17**: 673-681.

25） Konno S, Hayashino Y, Fukuhara S, et al. Development of a clinical diagnosis support tool to identify patients with lumbar spinal stenosis. Eur Spine J 2007; **16**: 1951-1957.

26） Konno S, Kikuchi S, Tanaka Y, et al. A diagnostic support tool for lumbar spinal stenosis: a self-administered, self-reported history questionnaire. BMC Musculoskelet Disord 2007; **8**: 102.

27） 紺野慎一．腰痛研究のエビデンス・評価と臨床的展望―腰部脊柱管狭窄の診断サポートツール．日腰痛会誌 2009; **15**: 32-38.

28） 森本忠嗣，北島　将，河野俊介ほか．変形性股関節症に対する腰部脊柱管狭窄の自記式診断サポートツール（ver.2）の陽性率．Hip Joint 2013; **39**: 374-377.

29） 青田洋一，持田讓治，小森博達ほか．腰部脊柱管狭窄症の実態調査と神奈川版 LCS 診断ツールの開発（第一報）．東日整災外会誌 2009; **21**: 171-179.

30） Genevay S, Courvoisier DS, Konstantinou K, et al. Clinical classification criteria for neurogenic claudication caused by lumbar spinal stenosis. The N-CLASS criteria. Spine J 2018; **18**: 941-947.

31） 渡邊水樹，花北順哉，高橋敏行ほか．腰椎変性疾患における下部尿路症状の評価法としての国際前立腺症状スコア（IPSS）の有用性．脳神外ジャーナル 2013; **22**: 699-706.

Background Question 4

腰部脊柱管狭窄症を診断するために有用な検査は何か（画像，電気生理，その他）

要約

● 腰部脊柱管狭窄の画像診断には非侵襲的な MRI が最適である．しかし，MRI を含む各種画像所見は必ずしも症候性を意味しない．よって，腰部脊柱管狭窄症の診断には症候学を最も優先すべきであり，各種検査はあくまで補助診断に過ぎないことを十分認識する必要がある．

○解説○

　腰部脊柱管狭窄症（LSS）の補助診断には computed tomography（CT）や magnetic resonance imaging（MRI）をはじめとする様々な画像検査ならびに電気生理学的検査が用いられており，その有用性が報告されてきた．本ガイドライン初版においては，2008 年までに出版された論文から MRI と脊髄造影や脊髄造影後 CT（CTM）はメタアナリシスによりほぼ同等に有用とのエビデンスが得られていたことから，①MRI は腰部脊柱管狭窄の画像診断に適した非侵襲的な検査である，②脊髄造影や CTM は MRI が禁忌の患者，MRI 所見が確定にいたらない患者では有用な検査法である，③CT は MRI が禁忌の患者，MRI 所見が確定診断にいたらない患者，脊髄造影や CTM ができない患者では有用な検査法である，④外側陥凹部狭窄，椎間孔部狭窄の診断は MRI，CTM を用いても困難である，と推奨されていた．今回の検索論文（2009〜2018 年に出版された論文）をシステマティックレビューしたところ，上記④の弱点を克服するための各種画像検査，電気生理学的検査の報告がみられた．以下にその概要を述べる．

1．画像

1）単純 X 線像

　単純 X 線撮影は，腰椎疾患の診療では基本検査項目である．単純 X 線像で脊柱管狭窄を評価することは困難であるが，動的撮影を含むアライメント評価は MRI や造影 CT の所見への付加価値を有する．立位 X 線側面像と仰臥位 MRI の対比により，5 mm 以上の前方すべりがあれば腰部脊柱管狭窄の可能性が高くなるので MRI の撮像が望ましいとの報告がある[1]．また，立位 X 線側面像における L5/S1 椎間の可動性および L5 後方すべりは症候性の L5/S1 椎間孔部狭窄の関連因子であること[2]，立位伸展位での X 線側面像における L5/S1 椎間ガス像（vacuum phenomenon）が同じく症候性の L5/S1 椎間孔部狭窄の関連因子であること[3] が報告されている．

2）単純 CT

　LSS 患者 67 例と対照群 100 名の比較では腰椎前弯角，仙骨傾斜角および骨性脊柱管前後径が LSS で有意に小さかった（$p < 0.001$）ことがイスラエルから報告されている[4]．また，近年の multidetector CT（MDCT：マルチスライス CT と同義）の開発と普及は腰部脊柱管狭窄の画像評価を容易にしている．特に椎間孔部狭窄の診断には MDCT の 3 次元構成画像が有用であると報告されている[5,6]．さらに L5 神経根造影後の MDCT は L5/S 椎間孔部狭窄の診断に有用である可能性を示した報告[7] や，硬膜外造影後の MDCT は，CT 単独または MRI よりも椎間孔部狭窄の診断に優れていたとの報告[8] がある．

3）脊髄造影，CTM

　脊髄造影と CTM は動的因子を評価できる点において MRI よりも感度が優っているとの報告が散見された[9,10]．MRI と CTM を比較した研究では，CTM のほうが横断像における黄色靱帯の肥厚をより正確に測定できるが，脊柱管横断面積の測定について両者の差はわずかであり，その違いが臨床症状や治療成績に影響するかについては今後の課題であるとされている[11]．

4）MRI

　腰部脊柱管狭窄（中心性狭窄）の診断において MRI の有用性を述べた論文は多い．46 編の論文のシステマティックレビューでは，腰部脊柱管狭窄において最も信頼性のある画像診断法は MRI であり，脊髄造影は診断精度に特別優位性があるわけではなく，その侵襲に鑑みて避けるべきであると結論されている[12]．LSS 患者 54 例の狭窄の程度を MRI と CT で，それぞれ軽度，中等度，および重度の 3 段階に分類し相対的に評価したところ，20～35％の症例において MRI よりも CT の狭窄度が重度に評価され，2～11％の症例において CT よりも MRI の狭窄度が重度に評価されていた．つまり，MRI のほうが CT よりも狭窄を過大評価されにくかった．また，MRI のほうが CT よりも検者間の一致率が高かった．したがって狭窄の程度を評価するには MRI がより推奨されると結論した研究があった[13]．

　硬膜管面積と脊柱管面積の比較では，LSS においては硬膜管面積のほうがより感度の高い測定パラメータであるとする報告[14]があった．硬膜管面積を段階評価しその信頼性を検討した結果，中心性狭窄の簡便かつ実用的な評価として有用と結論した報告があった[15]．また，硬膜管面積と形態学的分類という 2 つの異なる方法を比較検討した研究では，両者とも検者間および検者内一致率は許容範囲であり，腰部脊柱管狭窄の判定に使用可能であると報告されている[16]．また，硬膜管面積が 55 mm^2 以下になると馬尾弛緩を高率に合併するとの報告もあった[17]．

　横断像において黄色靱帯を評価したものもあり，黄色靱帯の厚みは臨床診断，痛み，機能などに関与しない[18]，黄色靱帯面積は黄色靱帯の厚みより鋭敏で診断に対する感度が高いとする論文がある[19]．

　MRI による画像評価と臨床症状の関連についても多くの報告があった．臨床症状と MRI の形態学的パラメータの黄色靱帯の横断面積と厚みは Oswestry Disability Index（ODI）と弱い相関を有する（各々 $r = 0.249$，$p = 0.007$ と $r = 0.250$，$p = 0.007$）と報告されている[20]．後ろ向き調査で登録された腰椎疾患 1,586 例の対象者のうち，手術施行 722 例において，MRI 上の脊柱管狭窄（オッズ比 1.61，95％信頼区間 1.26～2.05）と，脊椎すべり（オッズ比 2.83，95％信頼区間 2.08～3.88）は手術適応を予測する独立した予測因子であったと報告されている[21]．LSS で手術を施行された 100 例を年齢と性別をマッチングさせた症状のない対照 100 例と比較した研究において，MRI 横断像での脊柱管前後径は LSS 群で有意に狭く，手術を要した患者の横断面脊柱管前後径の限界値は，L4＜14 mm，L5＜14 mm，および S1＜12 mm であった[22]．一方，手術を施行された LSS 患者 202 例において，MRI 上の脊柱管狭窄の重症度と，術前あるいは術後 1 年の ODI，腰痛ならびに下肢痛の程度のいずれとも関連はなかったという報告や[23]，手術を施行された LSS 患者 109 例の分析において，最小硬膜管面積（mm^2）は歩行距離，ODI，MOS Short-Form 36-Item Health Survey（SF-36），EuroQol 5 Dimensions（EQ-5D），腰痛・下肢痛の強さ（visual analog scale）は相関しなかったという報告[24]，LSS 患者 63 例において硬膜管面積（mm^2）は歩行距離と相関しなかったという報告[25]があった．

　LSS に関連するその他の MRI 所見として，椎間関節水症は動的狭窄の予測因子になりうると報告されている[26]．

MRI 3次元再構成画像は通常の横断面画像よりも特に下位腰椎部での脊柱管狭窄を評価するのに優れていたとの報告がある[27].

5）軸圧負荷 MRI（axial loaded MRI）

LSS の症状は，立位や歩行時に出現あるいは増強することから，安静臥床で撮像する MRI で責任高位を評価することは不十分で，特に椎体のすべりに伴う椎間不安定性が関与する場合は，その評価に限界がある[28]．近年，軸圧負荷の条件下，あるいは圧迫装置を用いて軸圧を脊柱に加え撮像する軸圧負荷 MRI が中心性狭窄の診断に有用であるとする報告が増加している[29〜36]．荷重伸展位での MRI が椎間孔部狭窄の診断に有用であったとの報告もある[37].

6）sedimentation sign

仰臥位撮影時の横断像で馬尾の沈降がないことを陽性とする sedimentation sign は，高度の脊柱管狭窄で陽性率が高く[38,39]，L2/3 もしくは L3/4 レベルの狭窄に多く，中心性狭窄もしくは多椎間狭窄に合併しやすいとされており，陽性例で手術改善度が高かったことが報告されている[38]．LSS 患者 72 例（中心性狭窄あるいは混合型狭窄 50 例，外側陥凹部狭窄 22 例）と，椎間板ヘルニア患者 43 例の MRI における sedimentation sign を調査した報告によると，sedimentation sign は外側陥凹部狭窄のみの患者や椎間板ヘルニアの患者より中心性狭窄あるいは混合型狭窄の患者でより頻度が高かったことが報告されている[40]．術前に存在した sedimentation sign の除圧術後陰性化は臨床症状の改善と関連しており，sedimentation sign 陽性の遺残が不完全な除圧または外科的併発症の結果である可能性があるとする報告があった[41]．sedimentation sign は除圧術を受ける患者の手術成績予後予測因子ではなかったが，保存治療を受ける患者においては効果が限定されることと関連していたとの報告もあった[42].

一方，神経性間欠跛行を有する症候性の LSS 患者 110 例（手術治療 73 例，保存治療 37 例）の MRI において，4 段階の脊柱管狭窄の形態学的分類と sedimentation sign の有無を比較した研究では，手術治療者の 3 分の 1 で sedimentation sign が陰性で，sedimentation sign は狭窄の形態学的分類の重症度と比較して治療内容の予測を超えるものではなかったと結論されている[43]．sedimentation sign は高い検者内・検者間信頼性を示し，LSS 患者と無症候性コントロール群の鑑別には有用であったが，LSS 患者と腰痛患者，LSS 患者と血管性間欠性跛行患者の鑑別は不可能であったとの報告がある[44]．LSS 105 例と非特異的腰痛 215 例の後ろ向き研究では，sedimentation sign は両者の鑑別診断には有用でなかったとも報告されている[45]．sedimentation sign に関するメタアナリシスでは，適切に設計された 7 つの研究において，軽度および中程度の LSS の診断を行ううえで，このサインの有用性はいまだ確立されていないと結論づけられていた[46]．以上より，sedimentation sign の診断的価値は依然として不確かであると考えられる.

7）椎間孔部狭窄

椎間孔部は Macnab らによって hidden zone と提唱されたように，従来，椎間孔部狭窄は診断が難しいとされていた．近年，画像診断技術の進歩とともに椎間孔部狭窄に関する報告が増えている．椎間孔部狭窄の補助診断に 3 次元 MRI による神経根描出が有用であるとする複数の報告があった[47〜49]．T2 強調斜位冠状断像（oblique coronal T2-weighted imaging）における foraminal spinal nerve angle（FSNA：L5 椎弓根直下の L5 神経と L5/S 椎間板のなす角度）の左右差が 10° 以上の場合，感度 94％，特異度 91％ で椎間孔部狭窄と診断可能であったと報告されている[50].

また拡散テンソル画像法（diffusion tensor imaging：DTI）は脊髄神経の形態的変化だけでなく定

量的評価も可能であり，椎間孔部狭窄の診断に有用と報告されている[51,52]．DTI がダブルクラッシュ病変（L5 神経が L4/5 脊柱管内と L5/S 椎間孔部の 2 ヵ所で圧迫される病態）の診断に有用であったとの報告もある[53]．さらに paraspinal mapping（PM）検査を追加することで診断感度が高まったと報告されている[51,54]．また，MRI での診断精度を高めるため，矢状断像における椎間孔部での神経周囲脂肪組織と神経圧迫に着目した新たな段階評価（Lee system，0：椎間孔部狭窄なし，1：相対する 2 方向での脂肪消失，2：相対する 4 方向での脂肪消失，3：神経根の崩壊もしくは形態変化）が報告されている[55,56]．MRI 自動診断ツールの報告もあり，200 例の T1/T2 強調像を用いて高い精度で診断を達成したとされている[57]．

2. 電気生理学的検査

下肢筋電図検査は，MRI 変化や臨床症状との関連性は低かったという報告[54]がある一方，狭窄の明らかではない LSS の診断において有用であり[58]，H 波や F 波は狭窄部位と相関したとする報告もある[59]．磁気刺激運動誘発電位による馬尾伝導時間（cauda equina conduction time：CECT）の遅延[60]や下肢刺激体性感覚誘発電位による Lp 電位潜時[61]が馬尾障害の機能診断に有用との報告がある．

椎間孔部狭窄の診断のためには画像検査に比べ電気生理学的検査が有用である[62]と推察でき，dermatomal somatosensory evoked potential（SEP）は多根異常を描出することに優れていることや somatosensory evoked potential（SSEPs）は下肢のしびれと相関し，障害神経根の診断に有用であったとする報告がある[63,64]．浅腓骨神経感覚神経活動電位（superficial peroneal nerve sensory nerve action potential：SPN-SNAP）の L5/S 椎間孔部狭窄症診断における有用性（感度 59.6％，特異度 93.5％）も報告されている[65]．

3. その他

1）歩行負荷試験，腰部伸展負荷試験

手術を施行した LSS 患者 109 例を対象として，歩行負荷試験後に責任高位と神経障害形式判定のいずれか，もしくは両者が変化した症例が 21 例（19％）存在したことから，歩行負荷試験は，LSS の責任高位診断と神経障害型判定に有用と報告されている[66]．一方，LSS 患者 25 例を対象として，トレッドミル歩行試験による歩行可能距離は，MRI の狭窄の程度および ODI と相関するが，臨床的な腰下肢痛の程度とは相関しなかったと報告されている[67]．LSS 患者 116 例を対象として，歩行負荷試験と腰部伸展負荷試験（10〜30°の腰椎伸展を症状が悪化するまたは疲れを感じるまで維持）の有用性を比較した研究では，伸展負荷試験は歩行負荷試験と同様に責任高位診断に有用であったと報告されている[68]．

2）バイオマーカー

LSS のバイオマーカーに関する報告が散見されたが，その内容はいずれも予備的なものであった．LSS 患者の血漿および椎間板組織における micro RNA（miR）-29a の発現レベルは，椎間板ヘルニア患者および健常対照者と比較して有意に低く，miR-29a は腰部脊柱管狭窄症の潜在的なバイオマーカーであると報告された[69]．脳脊髄液中の phosphorylated neurofilament heavy subunit（pNfH）濃度が LSS のバイオマーカーとなる可能性も報告されている[70]．LSS の女性患者 67 例（LSS 群）と，年齢と体重をマッチングさせた対照群 67 名を対象として，骨吸収マーカー（μ-NTx）と骨形成マーカー（ALP）ともに LSS 群で上昇していたことから，LSS 患者では身体活動制限に伴う骨代謝回転を高めることが関与するのではないかと考察する論文があった[71]．

4．LSS 画像診断上の問題点と現時点での推奨

　MRI は脊柱管狭窄の状態や程度が把握できるとされているが，評価者間のばらつきが大きく，同一検者間の評価でも再現性に差があるとの報告がある[72, 73]．diffusion MRI を用いても除圧椎間の決定に有用ではなかったとする報告もあり[74]，侵襲的な検査ではあるものの脊髄造影や CTM が有利とする報告もみられた[75, 76]．また，MRI 上の狭窄の重症度は臨床症状と関連しないとの報告もある[77, 78]．938 例を対象とした和歌山県内の地域住民の横断調査（The Wakayama Spine Study）では，検診参加者の 285 例（30.4%）が高度（脊柱管面積の 3 分の 2 以上）の中心性狭窄を有しており，軽度または狭窄なしと比較すると臨床症状を有するオッズ比（男性 4.41，女性 2.50)が有意に高くなること，一方，高度の中心性狭窄では 17.5% のみが症候性であったことが報告されている[79]．

　以上より，現時点においても MRI が腰部脊柱管狭窄の画像診断に適した非侵襲的な検査であるという点に変わりはない．しかしながら，画像所見のみで LSS が診断できるものではないという点をよく認識する必要がある．いうまでもなく最も大切なのは臨床症状や身体所見であり，本項であげた各種診断法は補助的な位置づけである．また，手術を計画する際の LSS の責任高位診断と除圧椎間の決定には，MRI と動的撮影を含む単純 X 線検査はもちろんのこと，脊髄造影と CTM，3 次元 MRI，DTI などの画像検査ならびに SEP などの電気生理学的検査を含めた複数の補助検査を組み合わせることが推奨される．

文献

1）Finkenstaedt T, Del Grande F, Bolog N, et al. Correlation of listhesis on upright radiographs and central lumbar spinal canal stenosis on supine MRI: is it possible to predict lumbar spinal canal stenosis? Skeletal Radiol 2018; **47**: 1269-1275.

2）Yamada K, Aota Y, Higashi T, et al. Roentgenographic and computed tomographic findings in symptomatic lumbar foraminal stenosis. Eur Spine J 2015; **24**: 333-338.

3）Murata Y, Kanaya K, Wada H, et al. L5 radiculopathy due to foraminal stenosis accompanied with vacuum phenomena of the L5/S disc on radiography images in extension position. Spine 2015; **40**: 1831-1835.

4）Abbas J, Hamoud K, May H, et al. Degenerative lumbar spinal stenosis and lumbar spine configuration. Eur Spine J 2010; **19**: 1865-1873.

5）Kang WY, Ahn JM, Lee JW, et al. Is multidetector computed tomography comparable to magnetic resonance imaging for assessment of lumbar foraminal stenosis? Acta Radiol 2017; **58**: 197-203.

6）Nakao S, Yoshida M, Yamada H, et al. A new 3-dimensional computed tomography imaging method to diagnose extraforaminal stenosis at the lumbosacral junction. J Spinal Disord Tech 2010; **23**: e47-e52.

7）阿部恭久，吉本三徳，竹林庸雄ほか．【腰椎疾患 up-to-date】腰椎疾患に対する診断・評価の進歩　画像および機能診断　腰仙椎移行部の外側病変に対する神経根造影後 CT の有用性．別冊整形外 2013; **63**: 2-5.

8）Yan L, Li J, Zhao W, et al. The study of epidurography and multispiral CT scanning examinations in the diagnosis of lumbar nerve root canal stenosis. Orthopedics 2010; **33**: 732.

9）Merkle M, Maier G, Danz S, et al. The value of dynamic radiographic myelography in addition to magnetic resonance imaging in detection lumbar spinal canal stenosis: A prospective study. Clin Neurol Neurosurg 2016; **143**: 4-8.

10）Sasaki K, Hasegawa K, Shimoda H, et al. Can recumbent magnetic resonance imaging replace myelography or computed tomography myelography for detecting lumbar spinal stenosis? Eur J Orthop Surg Traumatol 2013; **23** Suppl 1: S77-S83.

11）Ogura H, Miyamoto K, Fukuta S, et al. Comparison of magnetic resonance imaging and computed tomography-myelography for quantitative evaluation of lumbar intracanalar cross-section. Yonsei Med J 2011; **52**: 137-144.

12）de Schepper EIT, Overdevest GM, Suri P, et al. Diagnosis of lumbar spinal stenosis: an updated systematic review of the accuracy of diagnostic tests. Spine 2013; **38**: E469-E481.

13）Alsaleh K, Ho D, Rosas-Arellano MP, et al. Radiographic assessment of degenerative lumbar spinal stenosis: is MRI superior to CT? Eur Spine J 2017; **26**: 362-367.

14）Lim YS, Mun JU, Seo MS, et al. Dural sac area is a more sensitive parameter for evaluating lumbar spinal stenosis than spinal canal area: A retrospective study. Medicine (Baltimore) 2017; **96**: e9087.

15）Lee GY, Lee JW, Choi HS, et al. A new grading system of lumbar central canal stenosis on MRI: an easy and reliable method. Skeletal Radiol 2011; **40**: 1033-1039.

16）Lonne G, Odegard B, Johnsen LG, et al. MRI evaluation of lumbar spinal stenosis: is a rapid visual assessment as good as area measurement? Eur Spine J 2014; **23**: 1320-1324.

17）Savarese LG, Ferreira-Neto GD, Herrero CF, et al. Cauda equina redundant nerve roots are associated to the degree of spinal stenosis and to spondylolisthesis. Arq Neuropsiquiatr 2014; **72**: 782-787.

18）Haig AJ, Adewole A, Yamakawa KSJ, et al. The ligamentum flavum at L4-5: relationship with anthropomorphic factors and clinical findings in older persons with and without spinal disorders. PM R 2012; **4**: 23-29.

19）Kim YU, Park JY, Kim DH, et al. The role of the ligamentum flavum area as a morphological parameter of lumbar central spinal stenosis. Pain Physician 2017; **20**: E419-E424.

20）Kim YU, Kong Y-G, Lee J, et al. Clinical symptoms of lumbar spinal stenosis associated with morphological parameters on magnetic resonance images. Eur Spine J 2015; **24**: 2236-2243.

21）Cheng F, You J, Rampersaud YR. Relationship between spinal magnetic resonance imaging findings and candidacy for spinal surgery. Can Fam Physician 2010; **56**: e323-e330.

22）Cheung JP, Samartzis D, Shigematsu H, et al. Defining clinically relevant values for developmental spinal stenosis: a large-scale magnetic resonance imaging study. Spine 2014; **39**: 1067-1076.

23）Weber C, Giannadakis C, Rao V, et al. Is there an association between radiological severity of lumbar spinal stenosis and disability, pain, or surgical outcome? A multicenter observational study. Eur Spine J 2016; Conference: EUROSPINE Meeting 2016. Germany. Conference Start: 20161005. Conference End: 20161007. 25: S300.

24）Sigmundsson FG, Kang XP, Jonsson B, et al. Correlation between disability and MRI findings in lumbar spinal stenosis: a prospective study of 109 patients operated on by decompression. Acta Orthop 2011; **82**: 204-210.

25）Zeifang F, Schiltenwolf M, Abel R, et al. Gait analysis does not correlate with clinical and MR imaging parameters in patients with symptomatic lumbar spinal stenosis. BMC Musculoskelet Disord 2008; **9**: 89.

26）Kanno H, Ozawa H, Koizumi Y, et al. Increased facet fluid predicts dynamic changes in the dural sac size on axial-loaded MRI in patients with lumbar spinal canal stenosis. AJNR Am J Neuroradiol 2016; **37**: 730-735.

27）Macedo LG, Bodnar A, Battie MC. A comparison of two methods to evaluate a narrow spinal canal: routine magnetic resonance imaging versus three-dimensional reconstruction. Spine J 2016; **16**: 884-888.

28）Segebarth B, Kurd MF, Haug PH, et al. Routine Upright Imaging for Evaluating Degenerative Lumbar Stenosis: Incidence of Degenerative Spondylolisthesis Missed on Supine MRI. J Spinal Disord Tech 2015; **28**: 394-397.

29）Hansson T, Suzuki N, Hebelka H, et al. The narrowing of the lumbar spinal canal during loaded MRI: the effects of the disc and ligamentum flavum. Eur Spine J 2009; **18**: 679-686.

30）Wang YC, Jeng CM, Wu CY, et al. Dynamic effects of axial loading on the lumbar spine during magnetic resonance imaging in patients with suspected spinal stenosis. J Formos Med Assoc 2008; **107**: 334-339.

31）Muto M, Giurazza F, Guarnieri G, et al. Dynamic MR in patients affected by neurogenical claudication: technique and results from a single-center experience. Neuroradiology 2016; **58**: 765-770.

32）Willen J, Wessberg PJ, Danielsson B. Surgical results in hidden lumbar spinal stenosis detected by axial loaded computed tomography and magnetic resonance imaging: an outcome study. Spine 2008; **33**: E109-E115.

33）Kanno H, Ozawa H, Koizumi Y, et al. Dynamic change of dural sac cross-sectional area in axial loaded magnetic resonance imaging correlates with the severity of clinical symptoms in patients with lumbar spinal canal stenosis. Spine 2012; **37**: 207-213.

34）Kanno H, Endo T, Ozawa H, et al. Axial loading during magnetic resonance imaging in patients with lumbar spinal canal stenosis: does it reproduce the positional change of the dural sac detected by upright myelography? Spine 2012; **37**: E985-E992.

35）Kim YK, Lee JW, Kim H-J, et al. Diagnostic advancement of axial loaded lumbar spine MRI in patients with clinically suspected central spinal canal stenosis. Spine 2013; **38**: E1342-E1347.

36）Kanno H, Ozawa H, Koizumi Y, et al. Changes in lumbar spondylolisthesis on axial-loaded MRI: do they reproduce the positional changes in the degree of olisthesis observed on X-ray images in the standing position? Spine J 2015; **15**: 1255-1262.

37）Singh V, Montgomery SR, Aghdasi B, et al. Factors affecting dynamic foraminal stenosis in the lumbar spine. Spine J 2013; **13**: 1080-1087.

38）Moses RA, Zhao W, Staub LP, et al. Is the sedimentation sign associated with spinal stenosis surgical treatment effect in SPORT? Spine 2015; **40**: 129-136.

39）Piechota M, Król R, Elias DA, et al. The nerve root sedimentation sign in diagnosis of lumbar spinal stenosis.

Acta Radiol 2019; **60**: 634-642.

40）Macedo LG, Wang Y, Battie MC. The sedimentation sign for differential diagnosis of lumbar spinal stenosis. Spine 2013; **38**: 827-831.

41）Barz C, Melloh M, Staub LP, et al. Reversibility of nerve root sedimentation sign in lumbar spinal stenosis patients after decompression surgery. Eur Spine J 2017; **26**: 2573-2580.

42）Barz T, Staub LP, Melloh M, et al. Clinical validity of the nerve root sedimentation sign in patients with suspected lumbar spinal stenosis. Spine J 2014; **14**: 667-674.

43）Laudato PA, Kulik G, Schizas C. Relationship between sedimentation sign and morphological grade in symptomatic lumbar spinal stenosis. Eur Spine J 2015; **24**: 2264-2268.

44）Tomkins-Lane CC, Quint DJ, Gabriel S, et al. Nerve root sedimentation sign for the diagnosis of lumbar spinal stenosis: reliability, sensitivity, and specificity. Spine 2013; **38**: E1554-E1560.

45）Zhang L, Chen R, Liu B, et al. The nerve root sedimentation sign for differential diagnosis of lumbar spinal stenosis: a retrospective, consecutive cohort study. Eur Spine J 2017; **26**: 2512-2519.

46）Zhang L, Chen R, Xie P, et al. Diagnostic value of the nerve root sedimentation sign, a radiological sign using magnetic resonance imaging, for detecting lumbar spinal stenosis: a meta-analysis. Skeletal Radiol 2015; **44**: 519-527.

47）Byun WM, Ahn SH, Ahn M-W. Value of 3D MR lumbosacral radiculography in the diagnosis of symptomatic chemical radiculitis. AJNR Am J Neuroradiol 2012; **33**: 529-534.

48）Byun WM, Kim JW, Lee JK. Differentiation between symptomatic and asymptomatic extraforaminal stenosis in lumbosacral transitional vertebra: role of three-dimensional magnetic resonance lumbosacral radiculography. Korean J Radiol 2012; **13**: 403-411.

49）Kojima A, Torii Y, Morioka S, et al. Quantification of L5 radiculopathy due to foraminal stenosis using three-dimensional magnetic resonance myelography. Spine Surg Relat Res 2017; **1**: 146-151.

50）Takeuchi M, Wakao N, Kamiya M, et al. Lumbar extraforaminal entrapment: performance characteristics of detecting the foraminal spinal angle using oblique coronal MRI. A multicenter study. Spine J 2015; **15**: 895-900.

51）Chen HB, Wan Q, Xu QF, et al. Reducing surgical levels by paraspinal mapping and diffusion tensor imaging techniques in lumbar spinal stenosis. J Orthop Surg Res 2016; **11**: 47.

52）Oikawa Y, Eguchi Y, Yamauchi K, et al. Diffusion tensor imaging of lumbar spinal nerve in subjects with degenerative lumbar disorders. Magn Reson Imaging 2015; **33**: 956-961.

53）Kanamoto H, Eguchi Y, Suzuki M, et al. The diagnosis of double-crush lesion in the L5 lumbar nerve using diffusion tensor imaging. Spine J 2016; **16**: 315-321.

54）Yagci I, Gunduz OH, Ekinci G, et al. The utility of lumbar paraspinal mapping in the diagnosis of lumbar spinal stenosis. Am J Phys Med Rehabil 2009; **88**: 843-851.

55）Park H-J, Kim SS, Lee S-Y, et al. Clinical correlation of a new MR imaging method for assessing lumbar foraminal stenosis. AJNR Am J Neuroradiol 2012; **33**: 818-822.

56）Lee S, Lee JW, Yeom JS, et al. A practical MRI grading system for lumbar foraminal stenosis. AJR Am J Roentgenol 2010; **194**: 1095-1098.

57）Han Z, Wei B, Leung S, et al. Automated pathogenesis-based diagnosis of lumbar neural foraminal stenosis via deep multiscale multitask learning. Neuroinformatics 2018; **16**: 325-337.

58）Chiodo A, Haig AJ, Yamakawa KSJ, et al. Magnetic resonance imaging vs. electrodiagnostic root compromise in lumbar spinal stenosis: a masked controlled study. Am J Phys Med Rehabil 2008; **87**: 789-797.

59）Tong HC. Specificity of needle electromyography for lumbar radiculopathy in 55- to 79-yr-old subjects with low back pain and sciatica without stenosis. Am J Phys Med Rehabil 2011; **90**: 233-238; quiz 239-42.

60）永尾祐治，寒竹　司，今城靖明ほか．腰部脊柱管狭窄症と馬尾伝導時間の関係について．中四整外会誌 2014; **26**: 305-308.

61）今野俊介，宮本雅史，元文芳和ほか．腰部脊柱管狭窄症の病態　腰部脊柱管狭窄症診断における下肢刺激体性感覚誘発電位 Lp 電位潜時の意義．日腰痛会誌 2008; **14**: 28-33.

62）Lee JH, Lee S-H. Physical examination, magnetic resonance image, and electrodiagnostic study in patients with lumbosacral disc herniation or spinal stenosis. J Rehabil Med 2012; **44**: 845-850.

63）Essa ZM, Al-Hashimi AF, Nema IS. Dermatomal versus mixed somatosensory evoked potentials in the diagnosis of lumbosacral spinal canal stenosis. J Clin Neurophysiol 2018; **35**: 388-398.

64）Liu X, Konno S, Miyamoto M, et al. Clinical usefulness of assessing lumbar somatosensory evoked potentials in lumbar spinal stenosis. Clinical article. J Neurosurg Spine 2009; **11**: 71-78.

65）岩崎　博，吉田宗人，山田　宏ほか．腰椎椎間孔部狭窄症診断における浅腓骨神経感覚神経活動電位（SPN-SNAP）の有用性と注意点．整・災外 2012; **55**: 1021-1025.

66）高山文治，菊地臣一，大谷晃司ほか．腰部脊柱管狭窄の診断における歩行負荷試験の有用性の検討．臨整外 2010; **45**: 587-595.

67）Barz T, Melloh M, Staub L, et al. The diagnostic value of a treadmill test in predicting lumbar spinal stenosis.

Eur Spine J 2008; **17**: 686-690.

68） Takahashi N, Kikuchi S, Yabuki S, et al. Diagnostic value of the lumbar extension-loading test in patients with lumbar spinal stenosis: a cross-sectional study. BMC Musculoskelet Disord 2014; **15**: 259.

69） Zhang G, Zhang W, Hou Y, et al. Detection of miR-29a in plasma of patients with lumbar spinal stenosis and the clinical significance. Mol Med Rep 2018; **18**: 223-229.

70） Ohya J, Chikuda H, Kato S, et al. Elevated levels of phosphorylated neurofilament heavy subunit in the cerebrospinal fluid of patients with lumbar spinal stenosis: preliminary findings. Spine J 2015; **15**: 1587-1592.

71） Kim HJ, Lee HM, Kim HS, et al. Bone metabolism in postmenopausal women with lumbar spinal stenosis: analysis of bone mineral density and bone turnover markers. Spine 2008; **33**: 2435-2439.

72） Winklhofer S, Held U, Burgstaller JM, et al. Degenerative lumbar spinal canal stenosis: intra- and inter-reader agreement for magnetic resonance imaging parameters. Eur Spine J 2017; **26**: 353-361.

73） Andreisek G, Imhof M, Wertli M, et al. A systematic review of semiquantitative and qualitative radiologic criteria for the diagnosis of lumbar spinal stenosis. AJR Am J Roentgenol 2013; **201**: W735-W746.

74） Chen HB, Chen M, Peng HH, et al. Relationship between the benefits of paraspinal mapping and diffusion tensor imaging and the increase of decompression levels determined by conventional magnetic resonance imaging in degenerative lumbar spinal stenosis. J Orthop Surg Res 2019; **14**: 23.

75） Morgalla M, Frantz S, Dezena RA, et al. Diagnosis of lumbar spinal stenosis with functional myelography. J Neurol Surg A Cent Eur Neurosurg 2018; **79**: 316-322.

76） Morita M, Miyauchi A, Okuda S, et al. Comparison between MRI and myelography in lumbar spinal canal stenosis for the decision of levels of decompression surgery. J Spinal Disord Tech 2011; **24**: 31-36.

77） Weber C, Giannadakis C, Rao V, et al. Is There an association between radiological severity of lumbar spinal stenosis and disability, pain, or surgical outcome?: a multicenter observational study. Spine 2016; **41**: E78-E83.

78） Burgstaller JM, Schuffler PJ, Buhmann JM, et al. Is there an association between pain and magnetic resonance imaging parameters in patients with lumbar spinal stenosis? Spine 2016; **41**: E1053-E1062.

79） Ishimoto Y, Yoshimura N, Muraki S, et al. Associations between radiographic lumbar spinal stenosis and clinical symptoms in the general population: the Wakayama Spine Study. Osteoarthritis Cartilage 2013; **21**: 783-788.

Background Question 5

腰部脊柱管狭窄症を評価するために適切な指標は何か

要約

● 手術治療が選択された腰部脊柱管狭窄症に対する疾患特異的質問票は，チューリッヒ跛行質問票（Zurich Claudication Questionnaire：ZCQ）が有用である．また，腰痛有訴者の質問票として日本整形外科学会腰痛評価質問票（JOA Back Pain Evaluation Questionnaire：JOABPEQ），Oswestry Disability Index（ODI），および Roland-Morris Disability Questionnaire（RDQ）が用いられている．

○ 解説 ○

　腰部脊柱管狭窄症の評価にあたっては疾患固有の特徴に加え，腰椎疾患に共通する腰痛と，腰痛・下肢痛が及ぼす問題やうつなどの精神面も含みつつ，ADL/QOL の患者全体像を把握することが望ましい．多角的な視点から評価できる指標が必要で，さらにその指標は保存治療や手術治療の効果を検出可能な感受性を有することが重要である．したがって，多くの症状は患者自身の評価すなわち patient-reported outcome（PRO）に拠るほかはなく，患者立脚型の健康関連 QOL の各種質問票を用いて包括的に評価することが望ましい．一方で，軽度認知障害などを含む高齢者では質問票の信頼性に限界があるため，必要に応じて医療者や近親者などの他者による評価や，歩行試験などの運動能力の客観的な評価を取り入れることが必要と考えられる．

　腰部脊柱管狭窄症に対する疾患特異的質問票は 2007 年 North American Spine Society（NASS）の腰部脊柱管狭窄症診療ガイドラインでも推奨されたチューリッヒ跛行質問票（ZCQ）[1] が最も多く使用されている．ZCQ は 3 つのドメイン（症状の重症度，身体機能，手術の満足度）で全 18 問からなり，翻訳された日本語版 ZCQ は妥当性が報告されている．ただしその開発や妥当性は手術例に限られたものであることに注意を要する [2]．

　その他に以下の質問票がある．Oxford Claudication Score [3] は，3 つのドメイン（疼痛，虚血，身体症状）で 10 問からなり過去 1 ヵ月の症状を評価できるが，日本語版が作成されていない．Sekiguchi らの日本語で開発された腰部脊柱管狭窄 QOL スケール [4] と腰部脊柱管狭窄症状スケール [5,6] は，信頼性と妥当性が検証され治療内容を問わず使用することができる．Neurological impairment score は，5 問からなり神経学的状態の長期追跡や治療効果を評価することに有用であるが，日本語版が作成されていない [7]．

　腰痛有訴者への質問票では，ODI，RDQ および JOABPEQ が有用である．欧米では ODI と RDQ が最も用いられている．ODI は，腰痛や下肢痛による機能障害を評価する自記式尺度で日本語版が作成されている．日本語版 RDQ は日本人基準値（年代別と男女別）が示されている [8]．

　日本人データを計量心理学的解析で作成された JOABPEQ は 25 問からなる 5 つのドメイン（社会生活障害，心理的障害，腰痛機能障害，歩行機能障害，および疼痛関連障害）と visual analog scale（最近 1 週間で最もひどい腰痛，下肢痛および下肢のしびれの程度）で構成されており，各ドメインの重症度スコア算出法とそのアプリがある．また，健常人の基準値 [9]，腰痛有訴者の基準値 [10] および腰部脊柱管狭窄症 [11] の基準値が設定され，より詳細な評価が可能である [12]．

　患者の包括的な評価には歩行能力，心理的評価，総括的 QOL などの PRO による患者の主観に加えて，客観的な評価も重要である．そうした評価にパフォーマンスを見る歩行テストがある [13]．

　間欠跛行を特徴とする腰部脊柱管狭窄症では，歩行試験は診断の補助（BQ 4 を参照）や歩行能力の評価に有用である[14]．トレッドミル試験，6 分間歩行試験，歩行負荷試験やシャトルウォーキングテスト[3]などの歩行試験がある．最近，歩行・移動能力を評価する指標としてロコモティブシンドロームの評価に使用される「立ち上がりテスト」と「2 ステップテスト」の 2 つのパフォーマンステストと，PRO であるロコモ 25 も用いられている[15, 16]．

　腰部脊柱管狭窄症でも併存する心理・社会的因子（BQ 3 参照）を評価することは重要である[17, 18]．不安と抑うつを評価する Hospital Anxiety and Depression Scale（HADS），うつ病自己評価尺度（Beck Depression Inventory：BDI-II），自記式で抑うつを評価する SDS（Self-rating Depression Scale：Zung），恐怖回避思考を評価する FABQ（Fear-Avoidance Beliefs Questionnaire）[18, 19]，整形外科患者に対する精神医学的問題を評価する簡易質問票 BS-POP（Brief Scale for Psychiatric Problems in Orthopaedic Patients）[20, 21]などの質問票があり，いずれも日本語版が作成され妥当性が検証済みである．

　患者の全体像を把握するうえで包括的質問票が有用で，健康関連 QOL スコア（SF-36）[22]，EuroQol 5 dimension（EQ-5D）などがある．EQ-5D は効用値の算出で費用効用分析も可能であり，医療経済評価にも用いられている[23]．なお，腰部脊柱管狭窄症をスクリーニングすることを目的とした日本脊椎脊髄病学会版診断サポートツールなど複数のツールが開発されている（BQ 3 を参照）．

文献

1) Stucki G, Daltroy L, Liang MH, et al. Measurement properties of a self-administered outcome measure in lumbar spinal stenosis. Spine 1996; **21**: 796-803.

2) 原 慶宏, 松平 浩, 寺山 星ほか. 日本語版 Zurich claudication questionnaire（ZCQ）の開発　言語的妥当性を担保した翻訳版の作成. 整形外科 2010; **61**: 159-165.

3) Pratt RK, Fairbank JC, Virr A. The reliability of the Shuttle Walking Test, the Swiss Spinal Stenosis Questionnaire, the Oxford Spinal Stenosis Score, and the Oswestry Disability Index in the assessment of patients with lumbar spinal stenosis. Spine 2002; **27**: 84-91.

4) Sekiguchi M, Wakita T, Fukuhara S, et al. Development and validation of a quality of life scale specific for lumbar spinal stenosis. Spine 2011; **36**: E1407-E1414.

5) Sekiguchi M, Wakita T, Otani K, et al. Lumbar spinal stenosis-specific symptom scale: validity and responsiveness. Spine 2014; **39**: E1388-E1393.

6) Sekiguchi M, Wakita T, Otani K, et al. Development and validation of a symptom scale for lumbar spinal stenosis. Spine 2012; **37**: 232-239.

7) Adamova BM, Vohanka S, Hnojcikova M, et al. Neurological impairment score in lumbar spinal stenosis. Eur Spine J 2013; **22**: 1897-1906.

8) 福原俊一. 日本人の腰痛有病割合と腰痛有訴者の RDQ 基準値. 福原俊一（編）: Roland-Morris Disability Questionnaire. 医療文化社, 東京, 2004.

9) Hashizume H, Konno S, Takeshita K, et al. Japanese orthopaedic association back pain evaluation questionnaire (JOABPEQ) as an outcome measure for patients with low back pain: reference values in healthy volunteers. J Orthop Sci 2015; **20**: 264-280.

10) Tominaga R, Sekiguchi M, Yonemoto K, et al. Establishment of reference scores and interquartile ranges for the Japanese Orthopaedic Association Back Pain Evaluation Questionnaire (JOABPEQ) in patients with low back pain. J Orthop Sci 2018; **23**: 643-648.

11) Kobayashi H, Sekiguchi M, Yonemoto K, et al. Reference values of the Japanese Orthopaedic Association Back Pain Evaluation Questionnaire in patients with lumbar spinal stenosis and characteristics of deterioration of QOL: Lumbar Spinal Stenosis Diagnosis Support Tool: DISTO project. J Orthop Sci 2019; **24**: 584-589.

12) Ogura Y, Kobayashi Y, Kitagawa T, et al. Outcome measures reflecting patient satisfaction following decompression surgery for lumbar spinal stenosis: Comparison of major outcome measures. Clin Neurol Neurosurg 2020; **191**: 105710.

13) Conway J, Tomkins CC, Haig AJ. Walking assessment in people with lumbar spinal stenosis: capacity, performance, and self-report measures. Spine J 2011; **11**: 816-823.

14) Rainville J, Childs LA, Pena EB, et al. Quantification of walking ability in subjects with neurogenic

claudication from lumbar spinal stenosis--a comparative study. Spine J 2012; **12**: 101-109.

15） Fujita N, Sakurai A, Miyamoto A, et al. Lumbar spinal canal stenosis leads to locomotive syndrome in elderly patients. J Orthop Sci 2019; **24**: 19-23.

16） Fujita N, Michikawa T, Miyamoto A, et al. Lumbar spinal surgery improves locomotive syndrome in elderly patients with lumbar spinal canal stenosis: A multicenter prospective study. J Orthop Sci 2020; **25**: 213-218.

17） Strom J, Bjerrum MB, Nielsen CV, et al. Anxiety and depression in spine surgery-a systematic integrative review. Spine J 2018; **18**: 1272-1285.

18） McKillop AB, Carroll LJ, Battie MC. Depression as a prognostic factor of lumbar spinal stenosis: a systematic review. Spine J 2014; **14**: 837-846.

19） Burgstaller JM, Wertli MM, Steurer J, et al. The Influence of Pre- and Postoperative Fear Avoidance Beliefs on Postoperative Pain and Disability in Patients with Lumbar Spinal Stenosis: analysis of the Lumbar Spinal Outcome Study (LSOS) Data. Spine 2017; **42**: E425-E432.

20） Yoshida K, Sekiguchi M, Otani K, et al. A validation study of the Brief Scale for Psychiatric problems in Orthopaedic Patients (BS-POP) for patients with chronic low back pain (verification of reliability, validity, and reproducibility). J Orthop Sci 2011; **16**: 7-13.

21） Kitano T, Kawakami M, Fukui D, et al. Preoperative psychological factors affecting surgical satisfaction of elderly patients with lumbar spinal stenosis. J Orthop Sci 2019. doi: 10.1016/j.jos.2019.10.005.

22） Lurie JD, Tosteson TD, Tosteson A, et al. Long-term outcomes of lumbar spinal stenosis: eight-year results of the Spine Patient Outcomes Research Trial (SPORT). Spine 2015; **40**: 63-76.

23） Parker SL, Adogwa O, Davis BJ, et al. Cost-utility analysis of minimally invasive versus open multilevel hemilaminectomy for lumbar stenosis. J Spinal Disord Tech 2013; **26**: 42-47.

第3章　保存治療

Clinical Question 1

薬物治療は有用か

推奨			
推奨文	推奨度	合意率	エビデンスの強さ
●薬物治療を行うことを提案する.	2	77%	B
●リマプロストを馬尾型もしくは混合型の患者に投与することを提案する.	2	85%	A
●非ステロイド性抗炎症薬(NSAIDs)を神経根型もしくは腰痛を有する患者に短期間投与することを提案する. 一方, 馬尾型の患者には投与しないことを提案する.	2	92%	B
●ガバペンチノイドを投与することに明確な推奨ができない.	明確な推奨ができない	92%	B

【作成グループにおける, 推奨に関連する価値観や好み】
　本 CQ に対する推奨の作成にあたり, 疼痛・しびれの改善, 歩行距離の改善, QOL の改善と有害事象のバランスを考慮した.
【推奨の強さに影響する要因】
　◉アウトカム全般に関する全体的なエビデンスが強い
　　■　1：はい
　　　説明：エビデンスはランダム化比較試験(RCT)の結果をもとに評価・統合した.
　◉益と害とのバランスが確実（コストは含めない）
　　■　2：いいえ
　　　説明：いずれの薬剤も有害事象は少なからず存在する.
　◉患者の価値観や好み, 負担の確実さ
　　■　2：いいえ
　　　説明：服薬を希望しない患者, 多剤併用(ポリファーマシー)の患者も存在し, すべての患者の価値観に一致するとは限らない.
　◉正味の利益がコストや資源に十分見合ったものかどうか
　　■　2：いいえ
　　　説明：いずれの薬剤も薬価は特別に高額ではないが, すべての患者に有効性が認められるわけではない.
【エビデンスの強さ】
　　■　B：効果の推定値に中程度の確信がある

【推奨の強さ】
　　　■　2：行うことを提案する

　薬物治療全般に関しては，1回目の投票（投票総数 13）で，「行うことを推奨する」が 23％，「行うことを提案する」が 77％であった．

　リマプロストに関しては，1回目の投票（投票総数 13）で，「行うことを推奨する」が 54％，「行うことを提案する」が 46％で意見が分かれた．そのため，査読コメントを吟味し，馬尾型もしくは混合型への有用性のエビデンスは高いが，効果が得られるのは母集団の一部であり，介入の効果に限定が加わる場合は，「弱い推奨」となることが話し合われた．その結果 2回目の投票（投票総数 13，棄権 1）で，「行うことを推奨する」が 15％，「行うことを提案する」が 85％となり，推奨の強さを決定した．

　NSAIDs に関しては，1回目の投票（投票総数 13）で「行うことを推奨する」が 8％，「行うことを提案する」が 92％であった．

　ガバペンチノイドに関しては，1回目の投票（投票総数 12，COI あり棄権 1）で「行うことを推奨する」が 8％，「明確な推奨ができない」が 92％であった．

　メコバラミンおよび漢方に関しては，1回目の投票で「行うことを提案する」が 15％，「明確な推奨ができない」が 85％であった．しかし，解説文に記載するとおり，研究の質が高くないため参考にとどめ，推奨文への記載は見送ることとした．

○ 解説 ○

1. リマプロスト

　推奨文を作成するにあたりリマプロストの有用性を評価した 4編の RCT を採択した（表1）．4編の RCT の内訳は，2編が馬尾型もしくは混合型，1編が神経根型，残りの 1編は病型の記載のない患者を対象とした研究であった．対象とした病型，コントロール，評価項目が研究によって異なるため，メタアナリシスを行うことが困難と判断し，質的な統合を行い最終的な推奨を決定した．

　馬尾型もしくは混合型の患者を対象とした 2編の RCT[1,2] では，リマプロスト投与群で有意に下肢しびれ，歩行距離，健康関連 QOL スコア（SF-36）の改善が優れていた．一方，神経根型を対象とした 1編の RCT[3] では，リマプロスト群で疼痛の改善が乏しく，腰下肢痛および QOL の改善には NSAIDs との併用療法がリマプロスト単独治療よりも優れていた．また，すべての病型の患者を対象とした 1編の RCT[4] では，プレガバリンと比較して疼痛，歩行距離，QOL の改善に有意差を認めなかった．

　一方，リマプロスト群が他剤と比較し有害事象の頻度が高くなった報告は存在しておらず，安全性の高い薬剤と考えられる．

　以上をまとめると，馬尾型もしくは混合型の患者に対する有用性のエビデンスは高く，益と害のバランスも担保されており推奨されるが，神経根型や疼痛に対する有効性のエビデンスは不足していると考えられる．

2. 非ステロイド性抗炎症薬（NSAIDs）

　推奨文を作成するにあたり NSAIDs の有用性を評価した 2編の RCT を採用した（表2）．2編の RCT の内訳は，馬尾型と神経根型を対象とした研究が 1編ずつであり，いずれもリマプロストとの比較研究であった．対象とした病型，評価項目，評価方法が研究によって異なるため，メタアナリシスを行うことが困難と判断し，質的な統合を行い最終的な推奨を決定した．

表1 リマプロストの有用性を評価した RCT

著者・発表年	対象・症例数	介入・投与期間	主要評価項目	結果の概略
栗原[1] 1996	両側性間欠跛行 (馬尾型もしくは混合型) N＝146	1) リマプロスト 15μg/日 2) リマプロスト 3μg/日 6週間	1) 下肢痛・しびれ 2) 歩行距離 3) 有害事象	リマプロスト通常用量群は低用量群(コントロール)と比較して下肢痛・しびれ,歩行距離を有意に改善.有害事象の発生率に有意差なし.
Matsudaira[2] 2009	馬尾型 N＝66	1) リマプロスト 15μg/日 2) NSAIDs 8週間	1) 腰痛・下肢痛・しびれ 2) 歩行距離 3) SF-36 4) 有害事象	2群間で腰痛・下肢痛の改善に差がないが,リマプロスト群は下肢しびれ,歩行距離,SF-36 が有意に改善.有害事象の発生率に有意差なし.
Onda[3] 2013	神経根型 N＝61	1) リマプロスト 15μg/日 2) NSAIDs 3) リマプロスト＋NSAIDs 6週間	1) 腰痛・下肢痛・しびれ 2) RDQ, SF-36	リマプロスト群に腰痛の改善はない.リマプロスト群は NSAID 群と比較して腰痛・下肢痛の改善に劣る傾向にあるが,有意差を認めない.リマプロスト＋NSAID 群は NSAID 単独群と比較し,QOL の改善に有意に優れる.
Kim[4] 2016	間欠跛行あり (病型記載なし) N＝182	1) リマプロスト 15μg/日 2) プレガバリン225mg/日 3) リマプロスト＋プレガバリン 8週間	1) 下肢痛 2) 歩行距離 3) ODI, EQ-5D 4) 有害事象	下肢痛,歩行距離,QOL の改善に3群間で有意差なし.有害事象はプレガバリン群で有意に高い.

表2 NSAIDs の有用性を評価した RCT

著者・発表年	対象・症例数	介入・投与期間	主要評価項目	結果の概略
Matsudaira[2] 2009	馬尾型 N＝66	1) NSAIDs(エトドラグ) 2) リマプロスト 15μg/日 8週間	1) 腰痛・下肢痛・しびれ 2) 歩行距離 3) SF-36 4) 有害事象	2群間で腰痛・下肢痛の改善に差がないが,NSAID 群はリマプロスト群と比較して,下肢しびれ,歩行距離,SF-36 の改善に劣る.有害事象の発生率に有意差なし.
Onda[3] 2013	神経根型 N＝61	1) NSAIDs(統一性なし) 2) リマプロスト 15μg/日 3) NSAIDs＋リマプロスト 6週間	1) 腰痛・下肢痛・しびれ 2) RDQ, SF-36	NSAID 群は腰痛・下肢痛の改善が優れる傾向にあるが,リマプロスト群との間に有意差を認めない.NSAID＋リマプロスト群はリマプロスト群と比較して腰下肢痛・RDQ の改善に優れる.

　馬尾型に対する有効性(疼痛・しびれ,歩行距離,QOL の改善)を検討した RCT[2] では,NSAIDs 群よりもリマプロスト群のほうが,下肢しびれ,歩行距離,SF-36 の有意な改善が得られており,NSAIDs を使用することは推奨できない.一方,神経根型に対する RCT[3] では,腰痛,下肢痛の改善が NSAIDs 群でリマプロスト群と比較してよい傾向にあり,NSAIDs ＋リマプロスト群はリマプロスト単独群と比較して,腰痛,下肢痛および QOL(RDQ)を有意に改善することから,神経根性疼痛や腰痛に対する効果が期待できる.

　一方,有害事象に関しては,短期間の RCT では問題が指摘されていないが,腎機能障害,消化器障害などへの配慮が必要なことは周知の事実であり,短期間の使用が望ましいと考える.

　以上をまとめると,神経根型や腰痛を併発した腰部脊柱管狭窄症に対して NSAIDs を短期間使用することを提案する.一方,馬尾型への有用性は低く投与は推奨しない.

3．ガバペンチノイド

　推奨文を作成するにあたりガバペンチノイドの有用性を評価した 4 編の RCT（表 3）と 1 編の観察研究を採用した．4 編の RCT の内訳は，2 編がガバペンチンを使用し，2 編がプレガバリンを使用した研究であった．評価法，評価時期，コントロールが研究によって異なるため，メタアナリシスを行うことが困難と判断し，質的な統合を行い最終的な推奨を決定した．

　疼痛，しびれに関しては，ガバペンチノイドが有効とする研究が 1 編[5]，無効とする研究が 1 編[6]，リマプロストと同等とする研究が 1 編[4] あり，一貫性が認められなかった．歩行距離に関しては，ガバペンチノイドが有効とする研究が 1 編[5]，無効とする研究が 2 編[6,7] であり，一貫性が認められなかった．QOL に関しては，無効とする研究が 2 編[6,7]，リマプロストと同等とする研究が 1 編[4] であった．

　一方，有害事象に関しては，いずれの研究でもガバペンチノイド群で頻度が高い傾向を認めた．日本人の脊柱管狭窄症患者を対象とした観察研究におけるプレガバリン関連の有害事象は 12.5%（12/96 例）と報告されている[8]．

　以上をまとめると，ガバペンチノイドの有効性に関するエビデンスは一貫性が認められず，有害事象はプラセボもしくは他剤と比較し頻度が高いため，有用性のエビデンスは不足していると考えられる．

表 3　ガバペンチノイドの有用性を評価した RCT

著者・発表年	対象・症例数	介入・投与期間	主要評価項目	結果の概略
Yaksi[5] 2007	間欠跛行あり（病型記載なし） N＝55	1) ガバペンチン（最大 2,400mg/ 日＋通常治療 2) 通常治療 4 ヵ月	1) 腰痛・下肢痛 2) 歩行距離 3) 有害事象	ガバペンチン群が 2 ヵ月以降の疼痛，歩行距離を有意に改善する．有害事象はガバペンチン群が多いが，有害事象は中等度で全例服薬を継続可能．
Markman[6] 2015	間欠跛行あり 歩行時疼痛 NRS4 以上（混合型もしくは根型） N＝29	1) プレガバリン 300mg/ 日 2) プラセボ（ジフェンヒドラミン） 10 日間	1) 腰痛・下肢痛 2) 歩行距離 3) ODI，RDQ 4) 有害事象	プレガバリン群はプラセボ群と比較して疼痛，歩行距離，QOL の改善に有意差なし．有害事象はプレガバリン群で高い．
Haddadi[7] 2016	間欠跛行あり（混合型もしくは神経根型） N＝60	1) ガバペンチン 900mg/ 日＋NSAIDs 2) プラセボ＋NSAIDs 8 週間	1) 歩行距離 2) ODI 3) 有害事象	ガバペンチン群はプラセボ群と比較して歩行距離，QOL 改善に有意差なし．有害事象はガバペンチン群 3 例（10%），プラセボ群 0 例（0%）．
Kim[4] 2016	間欠跛行あり（病型記載なし） N＝182	1) プレガバリン 225mg/ 日 2) リマプロスト 15μg/ 日 3) リマプロスト＋プレガバリン 8 週間	1) 下肢痛 2) 歩行距離 3) ODI，EQ5D 4) 有害事象	3 群間で下肢痛，歩行距離，QOL の改善に有意差なし．有害事象はプレガバリン群で有意に高い．

4．その他

　メコバラミンの有用性を評価した 1 編の RCT と漢方の有用性を評価した 1 編の RCT を採択した．

　メコバラミンの有用性を評価した RCT[9] は，152 例の患者をメコバラミン群とコントロール群の 2 群に分け，24 ヵ月間経過観察した単盲検試験であった．疼痛（あり・なし），歩行距離（1,000 m 未満・以上），有害事象（血液・尿検査）を調査し，疼痛には有意差を認めなかったが，歩行距離 1,000 m 以上の割合がメコバラミン群で有意に高く，血液・尿検査で有意な変化を示した症例は 1 例もな

かった（具体的データの提示なし）．しかし，これらの2群には患者教育，運動療法，物理療法，NSAIDs，鎮痛薬，筋弛緩薬，ビタミン B_1 製剤，ビタミン B_6 製剤，硬膜外ステロイド注射の併用が認められており，真にメコバラミンの治療効果を判定した研究といえるか否か疑わしい．したがって，本研究結果はあくまで参考程度にとどめることが望ましい．

　漢方の有用性を評価した RCT [10] は，27 例の患者を八味地黄丸群とプロピオン酸群の2群に分け，8 週間経過観察した研究であった．腰痛，しびれ感，間欠跛行出現時間，有害事象を調査し，八味地黄丸群において腰痛，しびれ感，間欠跛行出現時間が有意に改善し，有害事象を生じた症例は1例もなかった．しかし，本研究は症例数が少なく，盲検化に関する記載はなく，主観的評価で，患者背景にも有意差が認められており，エビデンスは必ずしも高くない．したがって，本研究結果はあくまで参考程度にとどめることが望ましい．

文献

1) 栗原　章，片岡　治，菅原幸子ほか．腰部脊柱管狭窄症に対する OP-1206・ α -CD の臨床的有用性　二重盲検比較臨床試験．臨医薬 1996; **12**: 511-529.
2) Matsudaira K, Seichi A, Kunogi J, et al. The efficacy of prostaglandin E1 derivative in patients with lumbar spinal stenosis. Spine 2009; **34**: 115-120.
3) Onda A, Kikuchi S, Yabuki S, et al. Limaprost alfadex and nonsteroidal anti-inflammatory drugs for sciatica due to lumbar spinal stenosis. Eur Spine J 2013; **22**: 794-801.
4) Kim HJ, Kim JH, Park YS, et al. Comparative study of the efficacy of limaprost and pregabalin as single agents and in combination for the treatment of lumbar spinal stenosis: a prospective, double-blind, randomized controlled non-inferiority trial. Spine J 2016; **16**: 756-763.
5) Yaksi A, Ozgonenel L, Ozgonenel B. The efficiency of gabapentin therapy in patients with lumbar spinal stenosis. Spine 2007; **32**: 939-942.
6) Markman JD, Frazer ME, Rast SA, et al. Double-blind, randomized, controlled, crossover trial of pregabalin for neurogenic claudication. Neurology 2015; **84**: 265-272.
7) Haddadi K, Asadian L, Isazade A. Effects of nasal calcitonin vs. Oral gabapentin on pain and symptoms of lumbar spinal stenosis: a clinical trial study. Clin Med Insights Arthritis Musculoskelet Disord 2016; **9**: 133-138.
8) Orita S, Yamashita M, Eguchi Y, et al. Pregabalin for refractory radicular leg pain due to lumbar spinal stenosis: a preliminary prospective study. Pain Res Manag 2016; **2016**: 5079675.
9) Waikakul W, Waikakul S. Methylcobalamin as an adjuvant medication in conservative treatment of lumbar spinal stenosis. J Med Assoc Thai 2000; **83**: 825-831.
10) 林　泰史，才藤栄一，高橋　修．腰部脊柱管狭窄症に対する八味地黄丸の有用性．Geriatr Med 1994; **32**: 585-591.

Clinical Question 2

運動療法は有用か

推奨			
推奨文	推奨度	合意率	エビデンスの強さ
●運動療法を行うことを提案する. ●専門家の指導下に行う運動療法は痛みの軽減や，身体機能や ADL，QOL の改善にセルフトレーニングよりも有効である. ●最適な運動療法の種類は明らかになっていない. ●除圧術よりも効果は劣るが，有害事象リスクは低く，低コストであり，重症例以外では推奨できる.	2	92%	B

【作成グループにおける，推奨に関連する価値観や好み】

　疼痛・しびれの軽減や身体機能（歩行），ADL/QOL の改善が重要アウトカムであるが，高齢者が多いという患者背景から経済的負担や有害事象リスクが低いことも治療の推奨を決定するうえで重要な判断材料と考えた.

【推奨の強さに影響する要因】

　◉アウトカム全般に関する全体的なエビデンスが強い

　　■　1：はい

　　　説明：運動療法による疼痛の軽減や身体機能（歩行機能）の改善をアウトカムとしたランダム化比較試験（RCT）が複数あり，短期的には有効であるという結論が得られている．しかし，運動の種類や長期的な効果に関するエビデンスは不足している．

　◉益と害とのバランスが確実（コストは含めない）

　　■　1：はい

　　　説明：益として，疼痛の軽減や身体機能，ADL/QOL の改善効果が期待できる．一方，有害事象リスクは低いためバランスは益に傾く．

　◉患者の価値観や好み，負担の確実さ

　　■　1：はい

　　　説明：腰部脊柱管狭窄症に罹患する患者の多くが高齢者であり，効果は確実でなくても保存治療を好むことが多い．有害事象リスクが低く，経済的負担も少ないことから患者が好む治療といえる．

　◉正味の利益がコストや資源に十分見合ったものかどうか

　　■　1：はい

　　　説明：コストに関する研究は少ないが負担は少なく，見合った治療といえる．

【エビデンスの強さ】

　　■　B：効果の推定値に中程度の確信がある

【推奨の強さ】

　　■　2：行うことを提案する

　初回投票では「行うことを提案する」，「行うことを推奨する」に対する賛同がそれぞれ 69％，

31%と分かれた．そのため，査読コメントを吟味し，運動療法は長期的効果が確認されていないことや盲検化が不可能でバイアスが存在することなどを議論した後に再投票を行った．その結果，「行うことを提案する」に92％が賛同し，推奨を決定した．

○解説○

1. 運動療法による痛みやしびれ，身体（歩行）機能，ADL/QOLの改善効果

　運動療法に関連するシステマティックレビューはCochraneレビューを含めて5編あるが，いずれも2012年以前の論文をレビューしたものである．腰殿部痛や下肢痛の緩和，身体機能の改善に有効な可能性があるとしつつも，この時点では推奨を決定する十分なエビデンスがないとされていた[1〜5]．しかし，2012年以降に発表された運動療法に関連するRCT 6編では，運動療法は痛みの緩和や身体機能，ADL/QOLの改善に効果があると報告されている[6〜11]．これらの研究[6〜9,11]では無作為割付や盲検化評価が行われているが，運動療法の性質上，盲検化治療が不可能であり，バイアスが存在する可能性があることに留意する必要がある．

2. 運動の方法，種類について

　理学療法士など専門家の指導の下で行う運動療法や理学療法が，セルフトレーニングよりも痛みの緩和や身体機能，ADL/QOLの改善に有効であることを証明したRCTが複数ある．専門家の指導の下で行う腰痛教育，運動療法，マニピュレーションを組み合わせた包括的トレーニングプログラムと，初回のみ運動指導を受けるセルフトレーニングの効果を比較したRCTでは，2年間の追跡調査で痛みの軽減や身体（歩行）機能の改善は包括的トレーニング群で有意に優れていた[7]．投薬やブロック治療，グループ運動療法，マニピュレーション＋個別運動療法の3種類の保存治療の有効性を比較したRCTでは，いずれの方法も歩行能力が改善したが，マニピュレーション＋個別運動療法は痛みや身体機能，歩行能力の改善において他の2つの方法より優れていた[9]．国内からも，理学療法士の指導の下で行う運動療法と徒手的治療がホームエクササイズよりも痛みや身体機能，ADL/QOLを改善させることを示したRCTが報告されている[11]．

　運動の種類については，システマティックレビューが1編あるがエビデンスは十分に蓄積されておらず，どのような運動が効果的かは結論が得られていない[3]．このシステマティックレビュー以降に発表された運動の種類に関するRCTにおいて，体幹安定化運動（core stability exercise）の有用性が報告されている[10]．しかし，このRCTでは評価者が盲検化されていないなどの選択バイアスや4週間の治療直後のスコアしか評価していないという問題点がある．今後，腰部脊柱管狭窄症の治療に最適な運動療法の種類に関する質の高い研究が必要である．

3. 運動療法と他の保存治療の組み合わせ

　硬膜外ステロイド注入療法単独もしくはそれに理学療法を組み合わせた治療の効果を比較したRCTでは，硬膜外ステロイド注入療法は有意に身体機能を改善させたが，理学療法を追加してもさらなる改善効果は得られなかった[8]．ただし，理学療法追加により10週（治療終了直後）まではQOL（情緒機能，精神的安定，健康の認識）に有意な改善があったと報告されている．運動療法に超音波治療または偽超音波治療を加えた群と無治療群の3群を比較したRCTでは，3週間の運動療法は痛みや機能障害の改善に有効であり，超音波治療を加えると鎮痛薬使用量が減少したと報告している[12]．ただし，この研究では治療直後（3週間後）しかアウトカムを評価しておらず，効果が持続するかどうかは不明である．

4．運動療法と除圧術による身体機能の改善効果の比較

　運動療法と除圧術による身体機能の改善効果を比較したシステマティックレビューでは，運動療法の効果は除圧術よりも劣るとされている[2]．ただし，このレビューで採用された RCT は 1 編のみで[13]，あとは運動療法に関する観察研究 12 編，除圧術に関する観察研究 10 編から抽出された身体機能の改善効果に関するデータを比較検討して結論が導き出されたものである．一方，2015 年に発表された運動療法と除圧術を比較した RCT では，2 年後の時点では運動療法でも手術治療と同等の疼痛軽減効果や身体機能，ADL，QOL の改善効果が得られたと報告されている[6]．ただし，この研究では適格者のうち 65％は運動療法への割付を恐れて研究に参加しておらず，選択バイアスが結論に影響を与えた可能性が否定できない．また，重症例と軽症例では運動療法と除圧術の治療効果に差があると推定されることから，今後の研究が待たれる．

5．運動療法に対する患者の価値観や好み

　前述の 3 種類の保存治療を比較した RCT[9] のサブ解析として，研究参加者に対して治療法に対する嗜好性調査が行われている[14]．高齢になるほど運動療法の効果や利点を認識していること，病状や背景に応じた個別医療を好む傾向にあること，RCT 研究において割り当てられた保存治療で多くの患者が痛みや歩行の改善効果があると報告していること，効果が一過性であると認識していること，保存治療継続の障害は移動手段と保険でカバーされない分のコストであったと報告されている．

6．コスト

　国内の報告で，6 週間の期間で週 2 回理学療法士の指導の下で行う運動療法と徒手的治療に要するコストは 331 ドル（自己負担 63 ドル），ホームエクササイズでは 100 ドル（自己負担 20 ドル）と報告されており[11]，運動療法は比較的低コストで施行可能な治療といえる．

7．有害事象

　運動療法による重篤な有害事象の報告はほとんどなく，一過性の筋肉痛や関節痛が 0 ～ 54％報告されていた[6,7,9,12]．運動療法による腰部脊柱管狭窄症の症状増悪に関する報告は 10％に生じたとする報告があるが[6]，他の論文ではほとんど報告されておらず，専門家の指導の有無や運動の種類や負荷によって発生頻度は異なる可能性がある．

文献

1）Ammendolia C, Stuber KJ, Rok E, et al. Nonoperative treatment for lumbar spinal stenosis with neurogenic claudication. Cochrane Database of Systematic Reviews 2013: CD010712.

2）Forsth P, Carlsson T, Sanden B, et al. No long time benefit from fusion in decompressive surgery for lumbar spinal stenosis: 5 year-results from the Swedish spinal stenosis study, a multicenter rct of 233 patients. Eur Spine J 2017; **26**: S287.

3）Macedo LG, Hum A, Kuleba L, et al. Physical therapy interventions for degenerative lumbar spinal stenosis: a systematic review. Phys Ther 2013; **93**: 1646-1660.

4）Ammendolia C, Stuber K, de Bruin LK, et al. Nonoperative treatment of lumbar spinal stenosis with neurogenic claudication: a systematic review. Spine 2012; **37**: E609-E616.

5）Manchikanti L, Cash KA, McManus CD, et al. The preliminary results of a comparative effectiveness evaluation of adhesiolysis and caudal epidural injections in managing chronic low back pain secondary to spinal stenosis: a randomized, equivalence controlled trial. Pain Physician 2009; **12**: E341-354.

6）Delitto A, Piva SR, Moore CG, et al. Surgery versus nonsurgical treatment of lumbar spinal stenosis: a randomized trial. Ann Intern Med 2015; **162**: 465-473.

7）Ammendolia C, Cote P, Southerst D, et al. Comprehensive nonsurgical treatment versus self-directed care to improve walking ability in lumbar spinal stenosis: a randomized trial. Arch Phys Med Rehabil 2018; **99**: 2408-2419.e2.

8) Hammerich A, Whitman J, Mintkin P, et al. Effectiveness of physical therapy combined with epidural steroid injection for patients with lumbar spinal stenosis: a randomized parallel-group trial. Arch Phys Med Rehabil 2019; **100**: 797-810.

9) Schneider MJ, Ammendolia C, Murphy DR, et al. Comparative clinical effectiveness of nonsurgical treatment methods in patients with lumbar spinal stenosis: a randomized clinical trial. JAMA Netw Open 2019; **2**: e186828.

10) Mu W, Shang Y, Mo Z, et al. Comparison of two types of exercises in the treatment of lumbar spinal stenosis. Pak J Med Sci 2018; **34**: 897-900.

11) Minetama M, Kawakami M, Teraguchi M, et al. Supervised physical therapy vs. home exercise for patients with lumbar spinal stenosis: a randomized controlled trial. Spine J 2019; **19**: 1310-1318.

12) Goren A, Yildiz N, Topuz O, et al. Efficacy of exercise and ultrasound in patients with lumbar spinal stenosis: a prospective randomized controlled trial. Clin Rehabil 2010; **24**: 623-631.

13) Malmivaara A, Slatis P, Heliovaara M, et al. Surgical or nonoperative treatment for lumbar spinal stenosis? A randomized controlled trial. Spine 2007; **32**: 1-8.

14) Bove AM, Lynch AD, Ammendolia C, et al. Patients' experience with nonsurgical treatment for lumbar spinal stenosis: a qualitative study. Spine J 2018; **18**: 639-647.

Clinical Question 3

装具療法，物理療法は有用か

推奨			
推奨文	推奨度	合意率	エビデンスの強さ
●装具療法，物理療法の有用性に関してエビデンスは乏しい. ●コルセットは疼痛の軽減と歩行距離の延長に有用な可能性がある. 経皮的電気刺激療法(transcutaneous electrical nerve stimulation：TENS)は，術後遺残症状に有用な可能性がある. 一方で，杖，超音波，温熱療法の有用性は示されていない. 牽引に関しては研究報告がない.	明確な推奨ができない	85%	D

【作成グループにおける，推奨に関連する価値観や好み】

本CQに対する推奨の作成にあたっては，腰部脊柱管狭窄症(LSS)治療のなかでも疼痛やADL/QOL，身体機能を改善できる治療法か否か，さらには有害事象や医療経済効果を重要視した.

【推奨の強さに影響する要因】

⊙アウトカム全般に関する全体的なエビデンスが強い

■ 2：いいえ

説明：エビデンスの強さは非常に弱い.

⊙益と害とのバランスが確実（コストは含めない）

■ 2：いいえ

説明：大きな有害事象の報告はないが，明確な益が十分に証明されていない.

⊙患者の価値観や好み，負担の確実さ

■ 2：いいえ

説明：装具は装着が必要であり物理療法も通院が必要であることから，患者の好みによって大きくばらつくと思われる.

⊙正味の利益がコストや資源に十分見合ったものかどうか

■ 2：いいえ

説明：保険診療で一般的な病院で実施可能であるが，医療経済効果に関する論文は見当たらずエビデンスは不明といわざるを得ない.

【エビデンスの強さ】

■ D：効果の推定値がほとんど確信できない

【推奨の強さ】

■ 明確な推奨を提示しない

初回投票では「行うことを推奨する」，「行うことを提案する」，「行わないことを提案する」，「明確な推奨を提示しない」に対する賛同がそれぞれ8％，15％，23％，54％と分かれた. そのため，査読コメントを吟味し，コルセット，TENS，超音波，温熱をひとつずつ検討していくにはエビデンスが少ないので全体としてひとつにまとめることなどが議論された後に再投票を行った. その結果，「明確な推奨を提示しない」に85％が賛同し，推奨を決定した.

装具療法として腰椎コルセットと杖を，物理療法として牽引，温熱，TENS，超音波を対象として文献検索を行った．一次選択で23文献が抽出され，最終的に採用されたものは5編［ランダム化比較試験（RCT）4編，controlled clinical trial（CCT）1編］となった．なお腰部脊柱管狭窄症に対する牽引療法に関する文献はなかった．

1．装具療法

いわゆる flexion brace（伸展制限あるいは前屈位保持）に関する RCT はなかった．腰椎コルセットに関して，LSS 患者 104 例に対する通常腰椎コルセットと試作型 LSS ベルトのランダム化比較試験[1]によると，試作型 LSS ベルトは装着前と比して有意に歩行距離を延長させたが，通常腰椎コルセットと比べても有意なものではなかった．両群ともコルセット，ベルト装着により歩行距離が延長したことから，装具療法は歩行能力の改善に効果がある可能性がある．しかしながら，装具療法の有用性を明確にするためにはプラセボ（無治療）群との比較が必要である．

杖に関して，55 歳以上で間欠跛行を有する LSS 患者 40 例に対する 2 週間の杖使用に関する RCT[2]では，チューリヒ跛行質問票，腰痛 visual analog scale（VAS），下肢痛 VAS，Oswestry Disability Index，Hospital Anxiety and Depression scale で杖未使用の症例と比して有意な差がなく，その後の歩行テスト（自己対照試験）においても，杖使用の有無で歩行距離や歩行姿勢には差がなかった．

2．物理療法

温熱療法単独介入に関する報告はなかったが，LSS 患者 39 例に対する温熱 /TENS/ 超音波併用と，硬膜外ステロイド注射，無治療の 3 群 RCT[3]では，温熱 /TENS/ 超音波併用療法は無治療と比して疼痛や ADL，QOL，歩行能力に関して有意な差がなく，LSS に有用とはいえない結果であった．

LSS 患者 45 例を対象にした超音波の RCT[4]では，疼痛や ADL，QOL，歩行能力に関して超音波の有用性は認められていない．

一方，TENS に関して，LSS 除圧術後患者 44 例に対する CCT[5]では，TENS あり群は下肢痛・しびれ，歩行満足度で TENS なし群に比して有意に良好な結果であった．しかしながら，LSS 術後遺残症状に対する TENS の効果であり，非直接性を勘案する必要がある．

本ガイドライン初版以降，装具療法・物理療法に関して複数の介入研究が行われているが，エビデンスの集積は十分でない．今後，良質な介入研究が行われることによりその有用性を検証しなくてはならない．

文献

1) Ammendolia C, Rampersaud YR, Southerst D, et al. Effect of a prototype lumbar spinal stenosis belt versus a lumbar support on walking capacity in lumbar spinal stenosis: a randomized controlled trial. Spine J 2018; **19**: 386-394.
2) Comer CM, Johnson MI, Marchant PR, et al. The effectiveness of walking stick use for neurogenic claudication: results from a randomized trial and the effects on walking tolerance and posture. Arch Phys Med Rehabil 2010; **91**: 15-19.
3) Koc Z, Ozcakir S, Sivrioglu K, et al. Effectiveness of physical therapy and epidural steroid injections in lumbar spinal stenosis. Spine 2009; **34**: 985-989.
4) Goren A, Yildiz N, Topuz O, et al. Efficacy of exercise and ultrasound in patients with lumbar spinal stenosis: a prospective randomized controlled trial. Clin Rehabil 2010; **24**: 623-631.
5) 竹内雄一，星野雅俊．【TENS】腰部脊柱管狭窄症術後の下肢残存症状に対する TENS の効果．理療ジャーナル 2016; **50**: 267-271.

Clinical Question 4

ブロック療法は有用か

推奨			
推奨文	推奨度	合意率	エビデンスの強さ
●ブロック療法は短期間の疼痛軽減や QOL 改善に有用であり，行うことを提案する．	2	85%	A
●ブロック療法におけるステロイドの併用は短期的に疼痛および QOL をさらに改善するが，中長期的にその効果は消失する．一方，副腎機能抑制の副作用が懸念されるため，併用期間は短期間にとどめることを提案する．	2	85%	B

【作成グループにおける，推奨に関連する価値観や好み】
　本 CQ に対する推奨の作成にあたり，疼痛・しびれの改善，歩行距離の改善，QOL の改善と有害事象のバランスを考慮した．
【推奨の強さに影響する要因】
　◉アウトカム全般に関する全体的なエビデンスが強い
　　■　1：はい
　　説明：エビデンスはランダム化比較試験（RCT）の結果をもとに評価・統合した．
　◉益と害とのバランスが確実（コストは含めない）
　　■　2：いいえ
　　説明：確率は低いものの重篤な併発症は存在する．
　◉患者の価値観や好み，負担の確実さ
　　■　2：いいえ
　　説明：疼痛を伴う侵襲的治療であり，患者の好みは分かれると考えられる．
　◉正味の利益がコストや資源に十分見合ったものかどうか
　　■　1：はい
　　説明：ブロック療法は特別に高額ではない．
【エビデンスの強さ】
　　■　A：効果の推定値に強く確信がある
【推奨の強さ】
　　■　2：行うことを提案する

　ブロック療法の有用性に関しては，1回目の投票（総投票数13）で「行うことを推奨する」が15%，「行うことを提案する」が85%であった．
　ステロイド併用の有用性に関しては，1回目の投票（総投票数13）で「行うことを推奨する」1名，「行うことを提案する」8名，「行わないことを提案する」1名，「行わないことを推奨する」1名，「明確な推奨を提示しない」2名と大きく意見が分かれた．短期的な益のエビデンスと副腎機能抑制の害のエビデンスが議論され，「短期的には有効であるが長期的には有効性が認められない事実に対

して，患者にとって短期的な効果が有益かどうかを各委員が評価する」こととし再投票を行った．その結果，85％が「行うことを提案する」に賛同し，推奨を決定した．

○解説○

　腰部脊柱管狭窄症に対するブロック療法は広く行われている治療法であるが，アプローチには経椎弓間，経椎間孔，経仙骨裂孔があり，ステロイド併用についても議論のあるところである．推奨文を作成するにあたり，「ブロック療法の有用性」を評価した2編のランダム化比較試験（RCT）と「ステロイド併用の有用性」を評価した8編のRCTを採択し，評価・統合することで推奨を決定した．介入（使用薬剤），アプローチ，評価項目，評価時期が異なるため，メタアナリシスは行うことが困難と判断し，質的統合を行い最終的な推奨を決定した．

　ブロック療法の有用性を評価したRCTは2編であった（表1）．実薬群とコントロール群（生理食塩水）の歩行距離を評価した研究[1]は，介入1週の時点では実薬群に有意な歩行距離の改善を認めたが，4週および3ヵ月の時点では有意差を認めなかった．また，ブロック療法と物理療法およびコントロール群の3群を比較した研究[2]では，ブロック療法はコントロール群と比較して介入2週の時点では疼痛およびRoland-Morris Disability Questionnaire（RDQ）の改善に優れていたものの，4週以後は有意差がなかった．したがって，2編のRCTの結果をまとめると，ブロック療法は介入後1〜2週の時点では疼痛およびQOLの改善に有効であるが，その効果は短期間にとどまる可能性が高いと考えられる．

　ステロイド併用の有用性を評価したRCT[1,3〜11]は8編（同一グループからの3編の論文はひとつの結果として取り扱った）であった（表2）．疼痛およびQOLを定量的に評価した5編のRCTの結果をまとめると，短期的な効果を評価した2編のRCT[6,9]ではステロイド併用により介入後早期に疼痛およびQOLの改善が有意に認められたが，3ヵ月以降の中長期的の効果を評価した5編のRCTのうち4編のRCT[5,6,8,10]では有効性が示されておらず，中長期の有効性を否定する報告が多い．歩行距離を評価しているRCT[1]は1編で，有効性は認められなかった．有害事象として，ステロイド併用（特に長時間作用型）によりコルチゾールの抑制のリスクが報告されており[11]，中長期的な益が担保されていない以上，その使用は短期的にとどめることが望ましい．

表1　ブロック療法の有用性に関するRCT

著者・発表年	対象・症例数	介入	アプローチ	主要評価項目	結果の概略
Fukusaki[1] 1998	臨床的診断（神経根型もしくは混合型）N＝53	1）局麻 2）局麻＋ステロイド（メチルプレドニゾロン）3）コントロール（生理食塩水）	経椎弓間	1）歩行距離 2）歩行時間 3）RDQ	短期（1週）ではブロック群はコントロール群と比較して歩行距離を有意に延長するが，4週および3ヵ月の時点では有意差なし．全例で重篤な有害事象はなし．
Koc[2] 2009	臨床および画像的診断（病型記載なし）N＝29	1）局麻＋ステロイド（トリアムシノロン）2）物理療法 3）コントロール	経椎弓間	1）疼痛（VAS）2）歩行時間 3）RDQ	短期（2週）では，ブロック群はコントロール群と比較して疼痛とQOLを有意に改善するが，歩行時間には有意差なし．4週以後は評価項目に群間差を認めない．

表 2　ステロイド併用に関する RCT

	対象・症例数	介入	アプローチ	主要評価項目	結果の概略
Cuckler[3] 1985	臨床的診断（神経根型もしくは混合型）N＝37	1）ステロイド（メチルプレドニゾロン）＋局麻 2）局麻	経椎弓間	1）患者の自覚的改善率	短期（24 時間）でも中長期でも有意差なし
Zahaar[4] 1991	臨床的診断（神経根型もしくは混合型）N＝30	1）ステロイド（ヒドロコルチゾン）＋局麻 2）局麻	経仙骨裂孔	1）患者の自覚的改善率	短期（24 時間）でも中長期でも有意差なし
Fukusaki[1] 1998	臨床的診断（神経根型もしくは混合型）N＝37	1）ステロイド（メチルプレドニゾロン）＋局麻 2）局麻	経椎弓間	1）歩行距離 2）有害事象	短期（1 週，4 週）でも中長期（3 ヵ月）でも有意差なし．全例で重篤な有害事象はなし．
Tafazal[5] 2009	臨床および画像的診断（神経根型）N＝48	1）ステロイド（メチルプレドニゾロン）＋局麻 2）局麻	経椎間孔	1）下肢痛（VAS） 2）ODI	中長期（3 ヵ月）で有意差なし
Nam[6] 2011	臨床および画像的診断（神経根型）N＝36	1）ステロイド（トリアムシノロン）＋局麻 2）局麻	経椎間孔	1）疼痛（VAS） 2）ODI	短期（1 週，2 週，4 週）でも中長期（3 ヵ月）でもステロイド群が有意に疼痛，QOL を改善する．
Manchikanti[7] 2012	臨床および画像的診断（神経根型もしくは混合型）N＝60	1）ステロイド（ベタメタゾン）＋局麻 2）局麻	経椎弓間	1）疼痛（NRS） 2）ODI 3）有害事象	中長期（3, 6, 12 ヵ月）疼痛，QOL の改善に有意差なし．有害事象は 213 手技中 3 回に硬膜穿刺を認めた．
Manchikanti[8] 2012	臨床および画像的診断（神経根型もしくは混合型）N＝100	1）ステロイド（ベタメタゾン）＋局麻 2）局麻	経仙骨裂孔	1）疼痛（NRS） 2）ODI 3）有害事象	中長期（3, 6, 12, 24 ヵ月）疼痛，QOL の改善に有意差なし．全例で重篤な有害事象はなし．
Friedly[9～11] 2014 2017 2018	臨床および画像的診断（神経根型もしくは混合型）N＝400	1）ステロイド（各種）＋局麻 2）局麻	経椎弓間 N＝282 経椎間孔 N＝118	1）下肢痛（NRS） 2）RDQ 3）有害事象	短期（3 週）では疼痛，QOL の改善に優れているが，6 週以後では有意差がない．軽微な有害事象は 18.5％，入院・手術を要する重篤な併発症は 9 例（2.3 ％）に発生．ステロイド使用群の血液コルチゾール値は 3 週，6 週ともに有意に低値であった．

文献

1）Fukusaki M, Kobayashi I, Hara T, et al. Symptoms of spinal stenosis do not improve after epidural steroid injection. Clin J Pain 1998; **14**: 148-51.

2）Koc Z, Ozcakir S, Sivrioglu K, et al. Effectiveness of physical therapy and epidural steroid injections in lumbar spinal stenosis. Spine 2009; **34**: 985-989.

3）Cuckler JM, Bernini PA, Wiesel SW, et al. The use of epidural steroids in the treatment of lumbar radicular pain. A prospective, randomized, double-blind study. J Bone Joint Surg Am 1985; **67**: 63-66.

4）el Zahaar MS. The value of caudal epidural steroids in the treatment of lumbar neural compression symptoms. J Neurol Orthop Med Surg 1991; **12**: 181-184.

5）Tafazal S, Ng L, Chaudhary N, et al. Corticosteroids in peri-radicular infiltration for radicular pain: a randomised double blind controlled trial. One year results and subgroup analysis. Eur Spine J 2009; **18**: 1220-1225.

6) Nam HS, Park YB. Effects of transforaminal injection for degenerative lumbar scoliosis combined with spinal stenosis. Ann Rehabil Med 2011; **35**: 514-523.

7) Manchikanti L, Cash KA, McManus CD, et al. Lumbar interlaminar epidural injections in central spinal stenosis: preliminary results of a randomized, double-blind, active control trial. Pain Physician 2012; **15**: 51-63.

8) Manchikanti L, Cash KA, McManus CD, et al. Results of 2-year follow-up of a randomized, double-blind, controlled trial of fluoroscopic caudal epidural injections in central spinal stenosis. Pain Physician 2012; **15**: 371-384.

9) Friedly JL, Comstock BA, Turner JA, et al. A randomized trial of epidural glucocorticoid injections for spinal stenosis. N Engl J Med 2014; **371**: 11-21.

10) Friedly JL, Comstock BA, Turner JA, et al. Long-term effects of repeated injections of local anesthetic with or without corticosteroid for lumbar spinal stenosis: a randomized trial. Arch Phys Med Rehabil 2017; **98**: 1499-1507.e2.

11) Friedly JL, Comstock BA, Heagerty PJ, et al. Systemic effects of epidural steroid injections for spinal stenosis. Pain 2018; **159**: 876-883.

Clinical Question 5

脊椎マニピュレーションは有用か

推奨			
推奨文	推奨度	合意率	エビデンスの強さ
●脊椎マニピュレーションを推奨する十分なエビデンスはない.	明確な推奨ができない	77%	D

【作成グループにおける，推奨に関連する価値観や好み】
　本 CQ に対する推奨の作成にあたっては，ADL・QOL の改善，身体機能（歩行）の改善，疼痛・しびれの改善，医療経済効果ならびに有害事象を重要視した.

【推奨の強さに影響する要因】
　◉アウトカム全般に関する全体的なエビデンスが強い
　　■　2：いいえ
　　　説明：今回，収集した論文には純粋に脊椎マニピュレーションの有無で比較検討したランダム化比較試験（RCT）はなく，アウトカム全般に関する全体的なエビデンスは不明といわざるを得ない.
　◉益と害とのバランスが確実（コストは含めない）
　　■　2：いいえ
　　　説明：有害事象の報告はないが，益の確実性は不明である.
　◉患者の価値観や好み，負担の確実さ
　　■　2：いいえ
　　　説明：患者の価値観や好みが脊椎マニピュレーションを受けるかどうかに影響すると思われる.
　◉正味の利益がコストや資源に十分見合ったものかどうか
　　■　2：いいえ
　　　説明：医療経済効果に関する報告はなかった.

【エビデンスの強さ】
　　■　D：効果の推定値がほとんど確信できない

【推奨の強さ】
　　■　明確な推奨を提示しない

　1 回目の投票（総投票数 13）で「行わないことを提案する」が 23%，「明確な推奨を提示しない」が 77% であった.

○**解説**○

　腰部脊柱管狭窄症患者に対する脊椎マニピュレーションは，腰椎の可動域（屈曲）の拡大や姿勢全体のなかで腰椎前弯の軽減を目的に行われているが，実際にマニピュレーションを行って，可動域や姿勢ならびに脊柱管狭窄が改善したとの報告はなく，仮説の域を出ない.
　ADL・QOL の改善に関しては Oswestry Disability Index（ODI），チューリッヒ跛行質問票（ZCQ）

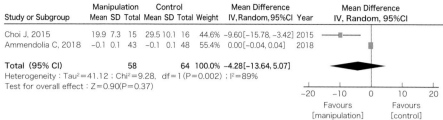

図1　脊椎マニピュレーションの ODI に対する効果

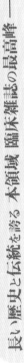

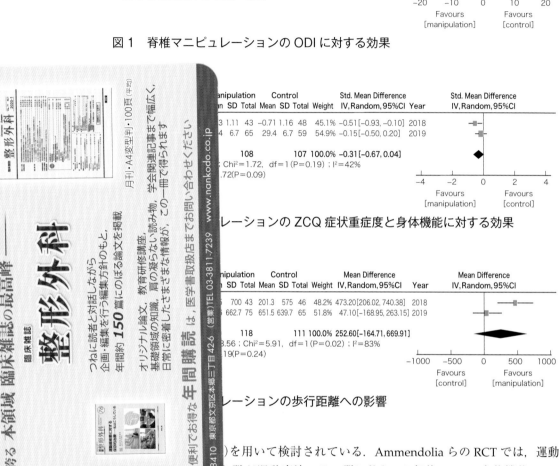

レーションの ZCQ 症状重症度と身体機能に対する効果

レーションの歩行距離への影響

）を用いて検討されている．Ammendolia らの RCT では，運動療法
た群が運動療法のみの群に比し，1 年後の ZCQ 身体機能，SF-36 身
に改善した[1]．ODI に関して，Choi らの controlled clinical trial（CCT）
が，Ammendolia らの結果と統合しメタアナリシスを行ったところ，
性は認められなかった（図 1）．

関しては，前述の Ammendolia らの RCT で，ZCQ 身体機能の改善
加で得られている．ZCQ 症状重症度と身体機能を合わせたもので
[3]，統合してメタアナリシスを行うと脊椎マニピュレーションの有
効性は認められなかった（図 2）．

　歩行距離の改善をみた 2 編の RCT [1,3] を統合してメタアナリシスを行うと有効性は認められな
かった（図 3）が，介入前の歩行距離の 30%改善を minimal clinically important difference（臨床的
に意義のある最小変化量：MCID）[4] として解析すると，脊椎マニピュレーションが歩行の改善に
有効であった（図 4）．Fragility Index [5] が 8 と良好ではあるが，追跡不能例が対照群で 16 例，介
入群で 10 例あり，その解釈に注意が必要である．

　疼痛・しびれの改善に関しては，Ammendolia らの RCT で腰痛に対する効果が検討されている

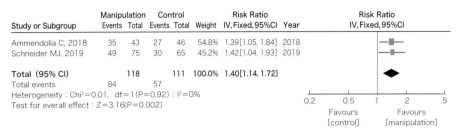

図 4　脊椎マニピュレーションの歩行距離の MCID 達成率

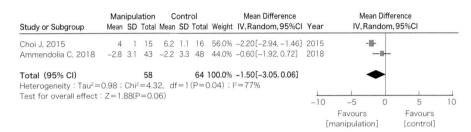

図 5　脊椎マニピュレーションの下肢痛（NRS）の改善効果

が，有意な改善は得られていない[1]．下肢痛に関しては，脊椎マニピュレーションの有効性を示した Choi らの報告[2]と統合したメタアナリシスでは有効性は認められなかった（図 5）．

　有害事象については，RCT の 2 論文で示されているが，1 例の有害事象も報告されていない[1,3]．

　今回 2 編の RCT（マニピュレーションと運動療法群，運動療法群に割付）で間欠跛行距離や ADL・QOL に効果がみられた．しかしながら，介入群は週 2 回カイロプラクターもしくは療法士監視下のマンツーマンでの体操指導や個人に合わせた運動が行われているのに対し，対照である運動療法群はグループエクササイズもしくは初回の運動指導のみで，運動療法の内容が同一でないため，結果の解釈には注意を要する．また，Choi らの CCT[2]では運動療法とマニピュレーションの有無で比較していたが，純粋にマニピュレーションの有無で比較した RCT は今回の論文にはなかった．したがって，脊椎マニピュレーションは腰部脊柱管狭窄症患者に有用であるかどうかは不明であるといわざるを得ず，今後，医療経済効果も含めたさらなる質の高い研究が望まれる．

文献

1）Ammendolia C, Cote P, Southerst D, et al. Comprehensive nonsurgical treatment versus self-directed care to improve walking ability in lumbar spinal stenosis: a randomized trial. Arch Phys Med Rehabil 2018; **99**: 2408-2419.e2.

2）Choi J, Lee S, Jeon C. Effects of flexion-distraction manipulation therapy on pain and disability in patients with lumbar spinal stenosis. J Phys Ther Sci 2015; **27**: 1937-1939 3p.

3）Schneider MJ, Ammendolia C, Murphy DR, et al. Comparative clinical effectiveness of nonsurgical treatment methods in patients with lumbar spinal stenosis: a randomized clinical trial. JAMA Netw Open 2019; **2**: e186828.

4）Dworkin RH, Turk DC, McDermott MP, et al. Interpreting the clinical importance of group differences in chronic pain clinical trials: IMMPACT recommendations. Pain 2009; **146**: 238-244.

5）Walsh M, Srinathan SK, McAuley DF, et al. The statistical significance of randomized controlled trial results is frequently fragile: a case for a Fragility Index. J Clin Epidemiol 2014; **67**: 622-628.

Clinical Question 6

腰部脊柱管狭窄症に薬物治療・その他の保存治療を行うことにより，自然経過よりも良好な転帰がもたらされるか

推奨			
推奨文	推奨度	合意率	エビデンスの強さ
●薬物治療・その他の保存治療と自然経過例との直接比較の研究は見当たらないため，本CQに対する答えを見出すことはできない．今後も，エビデンスレベルの高い研究の実施可能性は非常に低い．	明確な推奨ができない	85%	D

【作成グループにおける，推奨に関連する価値観や好み】
　病態または重症度を踏まえて，治療効果，安全性および費用対効果について重要視した．
【推奨の強さに影響する要因】
　◉アウトカム全般に関する全体的なエビデンスが強い
　　■　2：いいえ
　　　説明：薬物治療・その他の保存治療と，未治療との直接比較の報告がない．
　◉益と害とのバランスが確実（コストは含めない）
　　■　2：いいえ
　　　説明：保存治療に伴う効果や有害事象とのバランスを，未治療と比較する方法が見当たらない．
　◉患者の価値観や好み，負担の確実さ
　　■　2：いいえ
　　　説明：ある程度の効果が期待できる各種保存治療への好みは分かれると予測されるが，まったく治療を受けないという選択は不確実であると考えられる．
　◉正味の利益がコストや資源に十分見合ったものかどうか
　　■　2：いいえ
　　　説明：医療経済に関連する報告はない．
【エビデンスの強さ】
　　■　D：効果の推定値がほとんど確信できない
【推奨の強さ】
　　■　明確な推奨を提示しない

　初回投票では「行うことを推奨する」15%，「行うことを提案する」23%，「明確な推奨ができない」62%と分かれた．そこで委員会において，保存治療全体の総括としてのCQであるのか，自然経過との比較に焦点を絞ることの是非について議論があった．保存治療の種類が様々であること，他のCQで自然経過を含めた内容がないこと，一方で今後の研究の実現可能性が低いことから，CQ自体の位置づけについて意見が交わされた．初版でも含まれていた自然経過については重要な視点であることから，自然経過を残し，Future Research Questionとして考慮すべきという議論があり，第2回目の投票を行った．その結果，「行うことを提案する」15%，「明確な推奨を行わない」85%という結果となった．

○解説○

　薬物治療・その他の保存治療と，未治療の自然経過例との直接比較の研究はない．保存治療を自然経過とし，手術治療にいたる症例と比較する研究や保存治療別の比較が検索文献に含まれていた[1]．

　本CQに回答するためには，たとえば，年齢と性別などの背景がマッチングされ，かつ腰部脊柱管狭窄症（LSS）の重症度が同程度の2集団に対して，未治療と保存治療の介入効果を長期にわたり比較検討することが必要である．また，自然経過とはどのぐらいの観察期間を設定するのか，観察期間中に未治療を継続すること，など問題が多数浮かび上がる．研究デザインに倫理的な問題があり，今後も回答を得られるエビデンスの高い研究は実施可能性が非常に低い．

　よいCQに求められる基準として，実施可能性（Feasible），真に興味深く（Interesting），切実な問題（Relevant），科学的に測定可能（Measurable），改善可能（Modifiable），独自性がある（Novel），倫理的（Ethical），構造化された（Structured），具体的・明確な（Specific）を "FIRM2NESS" として推奨されている[2]．

　一方，たとえ保存治療が自然経過の転帰と同等または劣る場合でも，実臨床において症状を有する状況下で，保存治療を行わないという選択肢は皆無と考えられる．保存治療の有用性は本CQの自然経過との比較ではなく，自然経過をBQ2で理解し，前述のCQ1〜CQ5の各項目で真に興味深く（Interesting），切実な問題（Relevant）であるCQの推奨度を参考にすることに意義がある．

　本CQに代わるCQ案は，LSSの発症や保存治療の効果に関する予測因子の検討である．保存治療の有効性に関連する因子[3,4]，疫学調査[5,6]でのLSSの発症や経過に関連する因子の検討は，治療戦略に有用であることが期待できる．また，CQ7の保存治療の長期成績は重要なCQであるが，対象者背景を考慮すると様々な課題から本CQと同様に容易に回答を得られるものではない．予後予測はCQ7の長期成績と重複する点があることから，CQ6をCQ7に含めて保存治療の長期成績と予後予測/予後不良因子は何か，と改訂することも案のひとつである．今回は，本CQに対する答えを見出すことはできない．

文献

1) Ammendolia C, Stuber K, Tomkins-Lane C, et al. What interventions improve walking ability in neurogenic claudication with lumbar spinal stenosis? A systematic review. Eur Spine J 2014; **23**: 1282-1301.
2) 福原俊一．臨床研究の道標，第2版，特定非営利活動法人健康医療法評価研究機構，2017.
3) Miyamoto H, Sumi M, Uno K, et al. Clinical outcome of nonoperative treatment for lumbar spinal stenosis, and predictive factors relating to prognosis, in a 5-year minimum follow-up. J Spinal Disord Tech 2008; **21**: 563-568.
4) Matsudaira K, Hara N, Oka H, et al. Predictive factors for subjective improvement in lumbar spinal stenosis patients with nonsurgical treatment: a 3-year prospective cohort study. PLoS One 2016; **11**: e0148584.
5) Maeda T, Hashizume H, Yoshimura N, et al. Factors associated with lumbar spinal stenosis in a large-scale, population-based cohort: The Wakayama Spine Study. PLoS One 2018; **13**: e0200208.
6) Otani K, Kikuchi SI, Yabuki S, et al. Prospective one-year follow-up of lumbar spinal stenosis in a regional community. J Pain Res 2018; **11**: 455-464.

Clinical Question 7

薬物治療・その他の保存治療の長期成績はどのようなものか

推奨			
推奨文	推奨度	合意率	エビデンスの強さ
●薬物治療・その他の保存治療の長期成績に関する十分なエビデンスはない.	明確な推奨ができない	77%	D

【作成グループにおける，推奨に関連する価値観や好み】

　本 CQ に対する推奨の作成にあたっては，ADL・QOL の改善，身体機能(歩行)の改善，疼痛・しびれの改善ならびに有害事象を重要視した.

【推奨の強さに影響する要因】

　◉アウトカム全般に関する全体的なエビデンスが強い

　　■　2：いいえ

　　　説明：運動療法と認知行動療法のプログラムを検討したランダム化比較試験(RCT)が 1 編あり，1 年の経過観察で運動療法のみの群と比較して良好な成績が得られた．その他，2 年以上の経過観察では硬膜外ステロイド注射に関するコホート研究のみであった.

　◉益と害とのバランスが確実（コストは含めない）

　　■　2：いいえ

　　　説明：有害事象は特にないが，論文数も少なく益の確実性は不明である.

　◉患者の価値観や好み，負担の確実さ

　　■　2：いいえ

　　　説明：患者の価値観や好みが保存治療を受けるかどうかに影響すると思われる.

　◉正味の利益がコストや資源に十分見合ったものかどうか

　　■　2：いいえ

　　　説明：医療経済効果に関する報告はなかった.

【エビデンスの強さ】

　　■　D：効果の推定値がほとんど確信できない

【推奨の強さ】

　　■　明確な推奨を提示しない

　1 回目の投票（総投票数 13)で，「行わないことを提案する」が 23％，「明確な推奨を提示しない」が 77％であった.

○解説○

　腰部脊柱管狭窄症に対する保存治療は，薬物治療をはじめとして様々な治療法が行われている．しかし，その長期成績を報告した論文は少なく，エビデンスの高い論文はない.

　ここでは長期成績を 1 年以上経過観察したものとして検討を行った.

　1 つだけ報告のあった RCT は認知行動療法に関しての論文であった．本論文では，12 ヵ月以上続く腰下肢痛のある腰椎分離/変性すべり症もしくは腰部脊柱管狭窄症を対象に，運動療法(N =

65）と運動療法と認知行動療法のプログラム（N = 65）を行った群で比較検討を行った．その結果，認知行動療法を併用した群の腰下肢の疼痛（NRS で評価），ADL/QOL（SF-36 の social functioning, physical role），そして身体機能（Tampa Scale for Kinesiophobia, SF-36 の physical function）が運動療法群と比較して有意な改善を認めた[1]．

　そのほか，2 年間の経過観察があった研究は，透視下の仙骨硬膜外ブロックのコホート研究であった．1 年間に 2 週間以上の間隔を空けて最大 6 回の仙骨硬膜外ブロックを行い，初回注射時から 2 年後に電話インタビューで評価を行った．North American Spine Society（NASS）の satisfaction scale において，NASS 1（期待どおり）は 23.5％，2（効果は期待以下であったが，再び行いたい）は 26.3％，3（多少効果はあったが，再び行いたくない）は 15.6％，4（効果はなかった，もしくは悪化した）は 34.6％であった．本研究には対照群はなく，また，同時期の仙骨硬膜外ブロック以外の治療に関する情報もないことが問題と考えられる[2]．

文献

1) Monticone M, Ferrante S, Teli M, et al. Management of catastrophising and kinesiophobia improves rehabilitation after fusion for lumbar spondylolisthesis and stenosis. A randomised controlled trial. Eur Spine J 2014; **23**: 87-95.
2) Lee JW, Myung JS, Park KW, et al. Fluoroscopically guided caudal epidural steroid injection for management of degenerative lumbar spinal stenosis: short-term and long-term results. Skeletal Radiol 2010; **39**: 691-699.

第4章 手術治療

Background Question 6

腰部脊柱管狭窄症に対する手術治療（除圧術・固定術・インストゥルメンテーション併用，制動術を含む低侵襲手術）の種類と意義は何か

要約

● 腰部脊柱管狭窄症の手術には，除圧のみで行われる術式と，固定を併用する術式に大別される．除圧には，解剖学的に神経組織に接する骨・靱帯組織を切除して行う直接除圧と，それらの組織を温存したまま，神経周囲の軟部組織に牽引力を加え，神経組織の圧迫を軽減する間接除圧がある．固定は，インプラントで椎体間や椎弓根スクリューを連結する強固な固定術が行われるが，可動域の減少や長期的な隣接椎間への影響を考慮し，椎間可撓性を温存する制動術も行われる．

● 手術の技術と機器，適応の3領域から，数々の低侵襲手術が存在する．短期のみならず，長期的な臨床成績，併発症のリスク，費用対効果などを含めた総合的な判断で患者との同意のもと，術式を選択すべきである（詳細はCQ 13も参照のこと）．

○ 解説 ○

　保存治療による効果が乏しい場合，あるいは膀胱直腸障害など神経症状が重度である場合には手術治療が選択される．腰部脊柱管狭窄症（LSS）の手術は多岐にわたり，除圧や固定の方法，またその範囲の選択なども様々で，それぞれの術者によって様々に改変されているが，基本的なコンセプトは神経組織の除圧と，不安定性を認める椎間に対する固定（あるいは制動）の組み合わせである．術式の選択にあたっては，患者個々の症状を踏まえた必要な除圧の範囲，ならびに術前，あるいは術後に生じうる不安定性の評価が重要である．画像上狭窄が存在しても，症状を生じていない可能性があることに注意する[1,2]．診断・評価に関しては第2章を参照されたい．以下に現在一般的に行われている術式，除圧，固定（ならびに制動）それぞれのアプローチを大別して記載する．各術式にかかわるエビデンスに関しては本章のCQを参照されたい．

1. 除圧法

　後方アプローチに関しては，後方要素である椎弓を完全に切離・摘出する椎弓切除，一部の椎弓を温存する部分椎弓切除が椎弓に対する除圧法として認識されているが，様々な低侵襲化の工夫がなされている．椎弓骨成分の切除とともに，黄色靱帯ならびに椎間関節内側の切除を加え，対象となる狭窄部の硬膜管および神経根を除圧する方法が一般的である．前方要素である椎間板の膨隆が圧迫の要因になっている場合には膨隆した椎間板を摘出する場合もある．近年，筋層を広範囲に剝離することにより傍脊柱筋の萎縮や脂肪変性が生じることが報告されている[3]．片側の筋層のみを剝離・展開し，対側は椎弓の内板のみを掘削，あるいは棘突起をいったん切離して筋層の椎弓からの剝離を最小限にとどめる方法（片側進入両側除圧術）や，棘突起，棘間靱帯を縦割し深部へアプローチすることにより両側の傍脊柱筋のダメージを最小限に抑える方法（棘突起縦割法）が，筋層へ

の侵襲を軽減する工夫として報告されている [4～9]．一方で新たなデザインのレトラクターや，それに内視鏡や顕微鏡を用いることでより小さな，小皮切（mini-open）と総称されるような皮切で視野の明るさや広さを確保することにより，さらなる低侵襲化がなされている [10,11]．2,496 例の LSS 患者を対象とした大規模なシステマティックレビューでは，低侵襲手技での除圧により術後生じうる不安定性の出現・増悪頻度が低減できる可能性が指摘されている [12]．

　近年，従来の内視鏡を用いる手技とまったく異なる除圧法として，full-endoscopic spine surgery（FESS）と呼ばれる，経皮的に全操作を 1～2 ヵ所の portal より行う術式が実用化されている [13,14]．今後エビデンスの構築が期待される．

　一方で，硬膜管や神経根を直視下に除圧せず，変性により低下した椎間高や変性すべりを矯正することにより脊柱管を広げる，間接除圧というコンセプトも普及している．lateral lumbar interbody fusion（LLIF）と総称される側方あるいは前側方からのアプローチで，椎体間を開大し固定することにより間接的に脊柱管を開大し除圧する術式や [15,16]，後方からスペーサーを棘突起間に挿入して棘突起間を開大し，椎間を制動することにより間接的に脊柱管を除圧する術式が報告されている [17,18]．LLIF の良好な成績が報告されている一方で，棘突起スペーサーに関しては短期成績は良好であると報告されているが，併発症の頻度が高く効果の持続性に疑問があることから，現状では使用されない傾向にある．

2．固定法

　椎間に不安定性を有する場合には，必要に応じて固定術が併用される．近年はより高い骨癒合率や早期の社会復帰を目的に，インプラントを併用する術式が一般的である．主たる固定術として後側方固定（posterolateral fusion：PLF），後方経路椎体間固定（posterior lumbar interbody fusion：PLIF），椎間孔経路椎体間固定（transforaminal lumbar interbody fusion：TLIF），前方経路椎体間固定（anterior lumbar interbody fusion：ALIF），側方経路椎体間固定（lateral lumbar interbody fusion：LLIF）があげられる [19]．

　また，スクリューの刺入法に関しても，かつては直接刺入部まで展開し，直視下に椎弓根スクリューが挿入されていたが，筋層の剝離操作や脊髄神経後枝内側枝が脱神経されることにより，術後に多裂筋などの傍脊柱筋の萎縮，脂肪変性をきたすことが報告されている．近年，経皮的あるいは傍正中の筋間から軟部組織に対して低侵襲にスクリューを刺入する手技が普及しているが，特に経皮的に刺入する場合は X 線透視装置などの画像支援装置が必要となり，導入や維持のコスト，被曝を伴うなどの難点がある [20,21]．また，椎弓根スクリューを片側のみに刺入することにより，手術時間・出血量などを含め低侵襲化する報告もあるが [22]，臨床成績は両側の刺入と同等であると報告されている反面，固定力が劣り，骨癒合不全を生じやすいとの指摘もあり，特に多椎間に行う場合はその特性に留意すべきである [23]．また，スクリューの軌道を内側から外側・上方に向けて刺入することで，従来法より椎弓根の皮質骨成分に接するように刺入する cortical bone trajectory（CBT）が新たな低侵襲スクリュー刺入法として報告されており，1 椎間の PLIF においては術後 2 年において従来法と同等の成績が報告されている [24]．

　以下に主要な固定法に関し，それぞれの術式の特徴をあげる．

1）後側方固定（PLF）

椎間板には侵襲を加えず，横突起間あるいは椎間関節周囲に骨移植を行い，椎間を固定する方法である．手技的に椎間の開大が困難であるため，矢状面バランスを矯正することは困難である．75歳以上の高齢者に対しては，椎体間固定と成績は同等であり，侵襲を考慮すると推奨されるとする

NANKODO

日本整形外科学会 診療ガイドライン

エビデンスに基づいた診断・治療、患者さんへの説明のよりどころとなる、整形外科医必携のシリーズ。

南江堂

腰椎椎間板ヘルニア診療ガイドライン2021 改訂第3版

監修 日本整形外科学会 日本脊椎脊髄病学会
編集 日本整形外科学会診療ガイドライン委員会 腰椎椎間板ヘルニア診療ガイドライン策定委員会

腰痛などを契機に一般開業医を受診する患者も多い腰椎椎間板ヘルニアに対し、日常診療において患者の症状や希望などを踏まえた治療方針の決定や患者指導における指針となるガイドライン。椎間板ヘルニアの指針に沿って構成、内容を刷新。基本的な知識を BQ としてわかりやすくまとめ、診断・治療に直結する CQ を厳選して提示した。

■B5判・104頁 2021.5. ISBN978-4-524-22945-1 定価3,300円(本体3,000円+税10%)

腰部脊柱管狭窄症診療ガイドライン2021 改訂第2版

監修 日本整形外科学会 日本脊椎脊髄病学会
編集 日本整形外科学会診療ガイドライン委員会 腰部脊柱管狭窄症診療ガイドライン策定委員会

腰痛をはじめ、しびれや倦怠感など多様な症状を呈する腰部脊柱管狭窄症のための診療ガイドライン。本症は姿勢の変化や歩行などにより症状が変化する特徴を有し、一般臨床でも遭遇する頻度の高い症候群である。今版では新たに蓄積された知見を反映、診断から治療・予後にいたるまで構成を一新、本症の基本的な知識をまとめた BQ と、臨床上の重要な課題を CQ による構成で臨床力アップを図れる内容である。

■B5判・128頁 2021.5. ISBN978-4-524-23055-6 定価3,520円(本体3,200円+税10%)

大腿骨頚部/転子部骨折

頚椎症性脊髄症 改訂第3版

とことん使いこなす 整形外科薬剤

●編集 萩野 浩

■A5判・262頁 2020.9. ISBN978-4-524-24184-2
定価 4,400円 (本体 4,000円+税 10%)

整形外科診療で必ず役立つ薬剤の知識を、包括的かつコンパクトにまとめた。整形外科で使用する頻度の高い薬剤から、疾患別の薬剤、抗菌薬、周術期で用いる・中止する薬剤など、臨床現場での使い勝手にことんこだわった。各薬剤の基本事項は「作用機序」で簡潔に記載し、短時間で正確な薬剤選択を実現するために「薬剤一覧表」「絶対NG（禁忌）」「処方例」を収載した。

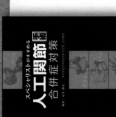

スペシャリストがすすめる 人工関節手術 合併症対策

●編集 山本謙吾

■B5判・240頁 2021.4. ISBN978-4-524-22766-2
定価 6,820円 (本体 6,200円+税 10%)

年々増加する四肢関節の人工関節手術において、安全かつクオリティの高い治療結果を得るには、合併症対策の確かな知識と戦略が極めて重要である。本書では、VTE（静脈血栓塞栓症）や人工関節周囲感染、疼痛、出血管理から、各関節手術の術中合併症、可動域制限、脱臼、弛み、破損の対策まで、専門家が独自のコツやピットフォールをまじえて解説している。文献などでは学べない合併症対策の「英知」が結集した一冊。

膝関節鏡技術認定 公式トレーニングテキスト
[Web動画付]

Web動画付

●監修 日本関節鏡・膝・スポーツ整形外科学会
　　　 (JOSKAS)関節鏡技術認定制度委員会
●編集 石橋恭之

■B5判・202頁 2020.3. ISBN978-4-524-22516-3
定価 9,570円 (本体 8,700円+税 10%)

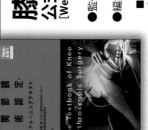

同学会 (JOSKAS) が、2016年より開始した「関節鏡技術認定制度 (膝)」公式トレーニングテキスト。関節鏡手術の基本とコツ、模範的な術式を、認定審査委員があますところなく解説。「技術不足」など審査に関係するポイントを多数掲載し、不足している知識・技術を着実に学べる。Web上に模範となる認定医の手技動画を13項目収載。

脊椎転移 パーフェクト診療
がんロコモを防ぐために

●編集 髙木辰哉

■B5判・272頁 2020.8. ISBN978-4-524-22604-7
定価 6,380円 (本体 5,800円+税 10%)

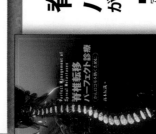

日本整形外科学会が推進する「がんロコモ」をキーワードに、診断・治療・リハビリテーション・緩和ケアなど、脊椎転移診療のすべてを網羅。診療体制に応じたアプローチの方法や脊椎転移に併存する疾患の診療、原発巣を治療する各種がん専門医による整形外科医へのメッセージも収載、状況に応じた診療のノウハウがわかる。脊椎転移診療の臨床現場に携わるメディカルスタッフにも大いに役立つ一冊。

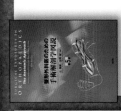

軟部腫瘍
診療ガイドライン2020 改訂第3版
■B5判・96頁 2020.7. ISBN978-4-524-22811-9 定価3,300円(本体3,000円+税10%)

脊柱靱帯骨化症
診療ガイドライン2019
■B5判・104頁 2019.10. ISBN978-4-524-22752-5 定価3,300円(本体3,000円+税10%)

上腕骨外側上顆炎
診療ガイドライン2019
■B5判・60頁 2019.9. ISBN978-4-524-22678-8 定価2,420円(本体2,200円+税10%)

前十字靱帯(ACL)損傷
診療ガイドライン2019 改訂第3版
■B5判・102頁 2019.2. ISBN978-4-524-24841-4 定価3,300円(本体3,000円+税10%)

橈骨遠位端骨折
診療ガイドライン2017 改訂第2版
■B5判・160頁 2017.5. ISBN978-4-524-25286-2 定価4,180円(本体3,800円+税10%)

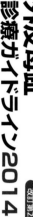

骨・関節術後感染予防
ガイドライン2015 改訂第2版
■B5判・134頁 2015.5. ISBN978-4-524-26661-6 定価3,520円(本体3,200円+税10%)

外反母趾
診療ガイドライン2014 改訂第2版
■B5判・156頁 2014.11. ISBN978-4-524-26189-5 定価3,850円(本体3,500円+税10%)

特発性大腿骨頭壊死症
診療ガイドライン2019 改訂第2版
■B5判・116頁 2019.10. ISBN978-4-524-22726-6 定価3,520円(本体3,200円+税10%)

アキレス腱断裂
診療ガイドライン2019 改訂第2版
■B5判・96頁 2019.9. ISBN978-4-524-24889-6 定価3,300円(本体3,000円+税10%)

腰痛
診療ガイドライン2019 改訂第2版
■B5判・102頁 2019.5. ISBN978-4-524-22574-3 定価3,300円(本体3,000円+税10%)

日本整形外科学会 症候性静脈血栓塞栓症予防
ガイドライン2017
■B5判・98頁 2017.5. ISBN978-4-524-25285-5 定価3,080円(本体2,800円+税10%)

変形性股関節症
診療ガイドライン2016 改訂第2版
■B5判・242頁 2016.5. ISBN978-4-524-25415-6 定価4,400円(本体4,000円+税10%)

ご注文・お問い合わせは当店へ

報告もある[25].

2）後方経路椎体間固定（PLIF）

後方アプローチから黄色靱帯および椎間関節を内側あるいは全切除し，硬膜管ならびに縦走する神経根を内側に牽引して椎間板へアプローチする手技である．ケージを椎体間に挿入することで，局所のアライメントや椎体のすべりを矯正できる大きなメリットがある[24]．術後感染や骨癒合不全など，併発症を生じた際に難治となり，侵襲度の高い再手術を要する可能性もある．

3）椎間孔経路椎体間固定（TLIF）

椎間関節を切除して椎間孔を開放し，上下の神経根に牽引操作を加えることなく椎間板へアプローチし，ケージの挿入が可能となる．片側のみの展開で施行可能であり，PLIF と比較して安定性に寄与する骨・靱帯成分など後方成分の温存が可能である[20, 22]．

4）前方経路椎体間固定術（ALIF）

後腹膜腔経由あるいは経腹膜的に椎体前面にアプローチする術式である．専用のケージを用いることで，後方からの固定を併用せずに脊柱管の間接除圧あるいは矢状面アライメントの矯正が可能であるが，大血管損傷，腹腔臓器損傷，逆行性射精などアプローチに起因する重大併発症に注意が必要である[19]．内視鏡を用いることで小皮切で低侵襲にも行われる．

5）側方経路椎体間固定（LLIF）

専用のレトラクターを用いて後腹膜腔から椎体にアプローチする術式である．間接除圧に限度があるため，一般的には重度の中心性狭窄や，骨性の外側陥凹狭窄，重度のすべり症には適さない一方で，椎体側面の力学的に強固な部位で大きなケージを設置させることで矢状面のみならず冠状面の側弯の矯正にも有用である．代表的なものとして2つのアプローチが存在する．

a. transpsoas approach

代表的なものとして Extreme Lateral Interbody Fusion（XLIF®）があり，L1/2 から L4/5 椎間まで適応可能である．大腰筋を鈍的に前後に分け入って椎間にいたる手技であり，通常は大血管近傍の術中操作を必要としない．大腰筋内を走行する神経の損傷を予防するために神経モニタリングの併用が推奨されるが，一時的なものを含め，神経損傷などのリスクが報告されている[15]．

b. prepsoas approach

代表的なものとして Oblique Lumbar Interbody Fusion（OLIF®）があり，L2/3 から L4/5 椎間まで適応可能である．大腰筋前縁と大血管の間のスペースから斜めに椎間にいたる手技であり，大腰筋には開創器による牽引が加わるのみで，神経モニタリングも不要である．アプローチに伴う併発症の頻度は低いと報告されているが，交感神経幹の損傷や血管損傷などのリスクを伴う[26]．

3．制動法

椎間可撓性の消失や，長期的に生じる隣接椎間障害など，固定に伴う併発症を軽減する，低侵襲な術式として制動術が存在する．制動術として，Graf Band System® や Dynesys Dynamic Stabilization System® など，椎弓根スクリュー間に可動性を持たせた術式，segmental spinal correction system などスクリューヘッドに可動性をもたせた術式，X-STOP® に代表される棘突起スペーサーに大別される．椎弓根スクリューを刺入するインプラントは基本的に直接の除圧を必要とするが，棘突起スペーサーは棘突起間を開大することにより，椎間の伸展を抑制することで硬膜

管の開大を維持することにより，間接的に除圧を行う点でコンセプトが大きく異なる[17, 18, 27, 28].

文献

1）Ishimoto Y, Yoshimura N, Muraki S, et al. Prevalence of symptomatic lumbar spinal stenosis and its association with physical performance in a population-based cohort in Japan: the Wakayama Spine Study. Osteoarthritis Cartilage 2012; **20**: 1103-1108.

2）Ulrich NH, Burgstaller JM, Held U, et al. The influence of single-level versus multilevel decompression on the outcome in multisegmental lumbar spinal stenosis: analysis of the lumbar spinal outcome study (LSOS) data. Clin Spine Surg 2017; **30**: E1367-E1375.

3）Cho SM, Kim SH, Ha SK, et al. Paraspinal muscle changes after single-level posterior lumbar fusion: volumetric analyses and literature review. BMC Musculoskelet Disord 2020; **21**: 73.

4）Liu X, Yuan S, Tian Y. Modified unilateral laminotomy for bilateral decompression for lumbar spinal stenosis: technical note. Spine 2013; **38**: E732-E737.

5）Fujiwara Y, Manabe H, Sumida T, et al. Facet preserving technique by en bloc flavectomy in microscopic posterior decompression surgery for lumbar spinal stenosis: semicircumferential decompression (SCD). Clin Spine Surg 2017; **30**: 197-203.

6）Lee GW, Ahn MW. Comparative study of two spinous process (SP) osteotomy techniques for posterior decompression surgery in lumbar spinal stenosis: SP base versus splitting osteotomy. Eur Spine J 2018; **27**: 1644-1652.

7）Arai Y, Hirai T, Yoshii T, et al. A prospective comparative study of 2 minimally invasive decompression procedures for lumbar spinal canal stenosis: unilateral laminotomy for bilateral decompression (ULBD) versus muscle-preserving interlaminar decompression (MILD). Spine 2014; **39**: 332-340.

8）Hong SW, Choi KY, Ahn Y, et al. A comparison of unilateral and bilateral laminotomies for decompression of L4-L5 spinal stenosis. Spine 2011; **36**: E172-E178.

9）渡辺航太，細金直文，辻　崇ほか．腰椎変性すべり症に対する棘突起縦割式椎弓切除術の治療成績．東日整災外会誌 2011; **23**: 9-14.

10）Papavero L, Thiel M, Fritzsche E, et al. Lumbar spinal stenosis: prognostic factors for bilateral microsurgical decompression using a unilateral approach. Neurosurgery 2009; **65**: 182-187; discussion187.

11）Nerland US, Jakola AS, Solheim O, et al. Minimally invasive decompression versus open laminectomy for central stenosis of the lumbar spine: pragmatic comparative effectiveness study. BMJ 2015; **350**: h1603.

12）Guha D, Heary RF, Shamji MF, et al. Iatrogenic spondylolisthesis following laminectomy for degenerative lumbar stenosis: systematic review and current concepts. Neurosurg Focus 2015; **39**: E9.

13）Wen B, Zhang X, Zhang L, et al. Percutaneous endoscopic transforaminal lumbar spinal canal decompression for lumbar spinal stenosis. Medicine (Baltimore) 2016; **95**: e5186.

14）Kamson S, Trescot AM, Sampson PD, et al. Full-endoscopic assisted lumbar decompressive surgery performed in an outpatient, ambulatory facility: report of 5 years of complications and risk factors. Pain Physician 2017; **20**: E221-E231.

15）Malham GM, Parker RM, Goss B, et al. Clinical results and limitations of indirect decompression in spinal stenosis with laterally implanted interbody cages: results from a prospective cohort study. Eur Spine J 2015; **24** Suppl 3: 339-345.

16）Hayama S, Nakano A, Nakaya Y, et al. The evaluation of indirect neural decompression after lateral lumbar interbody fusion using intraoperative computed tomography myelogram. World Neurosurg 2018; **120**: e710-e718.

17）Abjornson C, Yoon BJV, Callanan T, et al. Spinal stenosis in the absence of spondylolisthesis: can interlaminar stabilization at single and multi-levels provide sustainable relief? Int J Surg 2018; **12**: 64-69.

18）Moojen WA, Arts MP, Jacobs WC, et al. Interspinous process device versus standard conventional surgical decompression for lumbar spinal stenosis: randomized controlled trial. BMJ 2013; **347**: f6415.

19）Mobbs RJ, Phan K, Malham G, et al. Lumbar interbody fusion: techniques, indications and comparison of interbody fusion options including PLIF, TLIF, MI-TLIF, OLIF/ATP, LLIF and ALIF. J Spine Surg 2015; **1**: 2-18.

20）Fan G, Wu X, Yu S, et al. Clinical outcomes of posterior lumbar interbody fusion versus minimally invasive transforaminal lumbar interbody fusion in three-level degenerative lumbar spinal stenosis. Biomed Res Int 2016; **2016**: 9540298.

21）Fukaya K, Hasegawa M, Shirato M, et al. Risk factors for predicting the need for additional surgery for symptomatic adjacent segment disease after minimally invasive surgery-transforaminal lumbar interbody fusion. No Shinkei Geka 2017; **45**: 311-319.

22）Liang Y, Shi W, Jiang C, et al. Clinical outcomes and sagittal alignment of single-level unilateral instrumented transforaminal lumbar interbody fusion with a 4 to 5-year follow-up. Eur Spine J 2015; **24**: 2560-2566.

23) Gologorsky Y, Skovrlj B, Steinberger J, et al. Increased incidence of pseudarthrosis after unilateral instrumented transforaminal lumbar interbody fusion in patients with lumbar spondylosis: Clinical article. J Neurosurg Spine 2014; **21**: 601-607.

24) Lee GW, Ahn MW. Comparative study of cortical bone trajectory-pedicle screw (cortical screw) versus conventional pedicle screw in single-level posterior lumbar interbody fusion: a 2-year post hoc analysis from prospectively randomized data. World Neurosurg 2018; **109**: e194-e202.

25) Endres S, Aigner R, Wilke A. Instrumented intervertebral or posterolateral fusion in elderly patients: clinical results of a single center. BMC Musculoskelet Disord 2011; **12**: 189.

26) Mehren C, Mayer HM, Zandanell C, et al. The oblique anterolateral approach to the lumbar spine provides access to the lumbar spine with few early complications. Clin Orthop Relat Res 2016; **474**: 2020-2027.

27) Stoffel M, Behr M, Reinke A, et al. Pedicle screw-based dynamic stabilization of the thoracolumbar spine with the Cosmic-system: a prospective observation. Acta Neurochir (Wien) 2010; **152**: 835-843.

28) Veresciagina K, Mehrkens A, Scharen S, et al. Minimum ten-year follow-up of spinal stenosis with degenerative spondylolisthesis treated with decompression and dynamic stabilization. J Spine Surg 2018; **4**: 93-101.

Clinical Question 8

腰部脊柱管狭窄症に対する除圧術は自然経過や保存治療よりも有用か

推奨			
推奨文	推奨度	合意率	エビデンスの強さ
●腰部脊柱管狭窄症に対する除圧術は保存治療に比べ良好な臨床成績が複数報告されており，画像，理学所見から診断確定された不安定性を伴わない腰部脊柱管狭窄症で保存治療無効例に対しては除圧術を行うことを提案する．	2	77%	B

補足

①初期治療としては保存治療を推奨するが，症状が重度な例では医療コストの点からも漫然とした保存治療の継続は避けるべきである（エビデンス：D）．

②不安定性や変性を伴わない脊柱管狭窄症に対する除圧術の術後2年成績は除圧術施行群で保存治療群に比べ優れている（エビデンス：B）．

③手術治療と保存治療の差は術後2年以降においては経時的に減少傾向となる（エビデンス：B）．

④手術治療を適応するうえで手術併発症の可能性には留意し術前に患者に説明する必要がある（エビデンス：B）．

【作成グループにおける，推奨に関連する価値観や好み】

本CQにおける推奨の作成にあたっては疼痛，しびれの改善，有害事象，身体機能（歩行）の改善，ADL/QOLの改善，医療経済効果を重要視した．

【推奨の強さに影響する要因】

◉アウトカム全般に関する全体的なエビデンスが強い
- 1：はい
  説明：ランダム化比較試験（RCT）を含む複数の報告で術後1〜2年程度は手術群の成績が保存治療に比べ良好なことが報告されており，2年程度の期間で見た場合手術治療は有用と考えられる．

◉益と害とのバランスが確実（コストは含めない）
- 2：いいえ
  説明：害として手術併発症に関しては内容，発生率とも文献により大きく異なり，併発症の頻度や程度に一定の傾向を見出すことはできない．害と益のバランスを判断するための十分なデータはないと判断する．

◉患者の価値観や好み，負担の確実さ
- 2：いいえ
  説明：患者の好みは手技の確実性，併発症のリスク，医療コストなどによって大きく変わりうる．医学的にみた患者への負担は手術法によっても大きく異なるが，今回検索した文献では手術法別の優劣を論じることはできないため，確実さに関して一定の基準を設定するのは困難である．

◉正味の利益がコストや資源に十分見合ったものかどうか
- 2：いいえ

説明：コストに関する論文は少なく，手術治療による利益がコストに見合ったものかは判断困難である．

【エビデンスの強さ】

　　■　B：効果の推定値に中程度の確信がある

【推奨の強さ】

　　■　2：行うことを提案する

　1回目の投票（総投票数13）において手術治療の有用性に関して「行うことを推奨する」が23％，「行うことを提案する」が77％であり，この結果に基づき本推奨を決定した．

○解説○

　腰部脊柱管狭窄症（LSS）の臨床では比較的重症例に手術が適応されることが多く，手術例と保存治療例では通常は重症度を含むバックグラウンドが異なるため，本CQに対する回答にはRCTが必須である．LSSに対する保存治療と除圧術全般の手術治療の比較を行った臨床研究としてRCTを含む数文献が抽出された．今回採用した各RCTにおいても評価方法，評価時期が様々であったが，Oswestry Disability Index（ODI），健康関連QOLスコア（SF-36）などの患者立脚型評価が比較的多く用いられている．これらの評価法において術後3ヵ月〜2年程度までは多くの文献で手術群の成績は保存治療群に比べ良好であり，術後2年程度の時点では除圧術の経過が保存治療群より優れているとの報告が多い．

1．手術治療群と保存治療群の比較に関する文献（術後2年まで）

　The MiDAS ENCORE study[1] は149例の除圧群（固定術は含まれていない）と153例の硬膜外ステロイド注射（ESI）群のRCTであり，術後1年の時点でODI，numeric rating scale（NRS），チューリッヒ跛行質問票（ZCQ）の重症度，身体機能を含むすべての評価項目で除圧群が優り，有害事象としては除圧群12.1％，ESI群8.5％で有意差はなく，うち手技に関連するものがESI群，除圧群ともに2例で差がなかった．術後1年時点で除圧術のESIに対する優位性を示したRCTであるが，完全な盲検化が行われていないことと患者集団のなかにESI既往を持つものが含まれている．

　固定術を含まない手術群87例と筋力訓練，生活指導からなる保存治療群87例のRCT[2] では，健康関連QOLスコア（SF-36）physical functionは術後10週から2年にかけていずれの群でも改善が得られた．ODIおよびNorth American Spine Society（NASS）の評価基準 pain and disability scale，neurogenic symptoms scale，treatment expectation scaleからなる臨床成績は10週から改善がみられ26週まで改善が続き，2年まで維持されていた．intent-to-treat（ITT）解析では手術群と保存治療群の成績に有意差はなかった．文献4, 5と同様に，術後2年の最終評価までに保存治療群82例のうち47例（57％）が手術にクロスオーバーしている影響もあると思われる．このデータからも手術群の成績は術後2年程度までは良好といえるが，適切に施行された保存治療に対する明らかな優位性は証明できない．併発症の発生率は手術群2年経過観察74例中33例（44.6％）とやや高いが，創治癒不全や手術部位感染（SSI）による再手術を含んでいるためと考えられる．併発症を含むこれらのエビデンスをもとに患者と医療側の十分な情報共有が必要と結論づけている．

2．手術治療群と保存治療群の比較に関する文献（術後2年以上）

　10例の固定術を含む50例の手術群と保存治療群44例において術後6年までの成績を比較したRCT[3] では，調査票を用いた患者の自己申告で評価した平地での連続歩行距離は両群ともに改善

が認められたが，いずれの時点でも両群で有意差は認めなかった．ODI はいずれの群でも改善したが改善は手術群が優位で，その傾向は治療開始後 6 年でも持続していた．しかし，調査票による腰背部痛，下肢痛の評価は治療開始後 2 年まで手術群が優位であったが，6 年の時点では有意差は認めなかった．すなわち術後 2 年までは手術群が優位で，その後，経時的に差は縮小し，6 年では ODI のみ有意差がみられたということになる．このことから手術治療と保存治療はいずれも LSS に対して有効性は期待できるが ODI の改善は手術群でやや良好であり，2 年以降はその差は縮小した．

　SPORT study と名づけられた RCT（289 例）と観察コホート（365 例）の 2 種類の研究デザインを併用した研究[4]では，手術治療群と保存治療群の比較を行い 2008 年に 2 年までの成績が報告されている．手術治療群には 6％の固定を含んでいる．RCT 群の ITT 解析では SF-36 の bodily pain のみ経過中手術治療群が有意に良好であったが，physical functioning および ODI には 2 群間に差はみられなかった．RCT 群と observational cohort 群を合わせ実際に行われた治療に基づく解析（as treated analysis）では，評価したすべてのパラメータ（SF-36 bodily pain, physical functioning および ODI）において，6 週から 2 年にわたって手術群の成績が優れていた．ITT 解析で有意差が得られなかった要因として，手術治療割付群のうち手術が施行されたのは 67％にとどまり，一方で保存治療割付群の 43％に手術が施行されている影響が考えられる．この高いクロスオーバー率から結果の解釈には注意が必要であるが，基本的には手術の有用性が示されている．

　このシリーズではその後術後 8 年までの追跡調査が行われている．続報となる 2010 年の報告[5]では，術後 4 年の時点で手術群の優位性は保たれていた．同一のコホートで 8 年までの成績も報告されている[6]．RCT 群の as treated analysis では 4〜8 年にかけて ODI，SF-36 bodily pain，physical functioning における成績悪化が報告されたが，observational cohort 群では保たれており結論を見出すことができない．8 年時点での RCT における追跡率 55％が問題となるが，文献中では脱落群は手術群，保存治療群でいずれの群も成績不良の群が脱落しておりバイアスにはならないと推測されている．さらに RCT 群で保存割付の 52％が 8 年までに手術に移行しておりクロスオーバーの率が高く，完全な RCT でない．しかしこれらの臨床研究からは術後 4 年程度までは除圧群の優位性は維持され，4〜8 年にかけてその成績は徐々に悪化するとの結論を得ることができる．

　Maine Lumbar Spine Study において 8〜10 年の成績[7]が報告された．保存治療群は運動療法，理学療法，非ステロイド性抗炎症薬，ESI などである．LSS 患者を対象に重症例を手術群に割付したこの前向き研究の当初の症例数は 148 例（手術群 81 例，保存群 67 例）であった．手術群は基本除圧術で一部固定術が併用されている．介入後 8 年まで経過観察可能であった 123 例中 97 例が解析可能（手術群 63 例中 56 例，保存治療群 60 例中 41 例，追跡率 65.5％）であった．術後 8〜10 年における腰痛，下肢痛に関する質問票による評価では下肢痛の不快度に関するスコア（bothersome score）が手術群で有意に低かったが，腰痛に関するスコアは頻度，不快度いずれも両群間で有意差を認めなかった．4 つの下肢症状に関する項目からなる評価インデックス（symptom index）で下肢症状の頻度に関しては有意差を認めなかったが不快度は手術群で少なかった．腰部機能の指標として Roland-Morris Disability Questionnaire（RDQ）に準じた 23 項目からなる評価が手術群で優位であった．手術に対する満足度は手術群，保存群で同等であった．10 年での再手術率は 15 例（23％）であった．腰痛および満足度に関して術後 8 〜 10 年の時点では手術群と保存治療群で明らかな差がみられなかったが，下肢痛，背部機能スコアは手術群の優位性が維持された．割付がランダムでないこと，保存治療割付群のうち 22 例（39％）が術後 8 年までに手術にクロスオーバーしていることが問題点と考えられた．

3. 手術治療と保存治療を比較したシステマティックレビュー

手術治療と保存治療を比較したシステマティックレビューが2編採用された．今回引用された文献を含む5 RCTを抽出しシステマティックレビューとメタアナリシスを施行した文献[8]では，ODIは6，12ヵ月で有意差がなく，24ヵ月で除圧術を施行された手術治療群が有意に良好であった．

1,658例を含む9 RCTのシステマティックレビューでは併発症に関するメタアナリシスを施行し，各群の治療介入中および介入後72時間以内の併発症には手術群と保存群で有意差がみられなかった[9]．治療介入後の併発症は10～24%と報告され，手術群でやや多いものの有意差はみられなかった．臨床成績に関してSF-36の身体機能にはフォローアップ期間を通じて有意差がみられなかった．一方，ODIでの評価は3，6ヵ月では有意差が認められなかったものの，1，2年では手術群が優位であった．いずれも妥当性のある評価であり，ODIを基準とした評価では6ヵ月程度は手術群と保存治療群の差は少ないものの，2年の時点では手術群の成績が良好であるとの結論を得ることができる．

4. 手術併発症（有害事象）

併発症に関しては，治療介入中あるいは介入後の有害事象として手術群と保存治療群で有意差なしとしている報告がある（除圧群12.1%，ESI 8.5%で有意差なし）[1]．一方，手術群の術後2年の経過観察74例中33例（44.6%）の有害事象の報告もあるが，創治癒不全やSSIによる再手術を含み内容が異なるため単純比較はできない[2]．RCTと観察コホート研究を合わせた解析では，手術群において硬膜損傷9%，2年時点での再手術率8%であった[4]．システマティックレビューでは併発症の頻度は10～24%と報告されている[9]．

以上より手術における有害事象の発生率は報告によってかなりの差があり，定義，発生時期なども異なるため単純比較はできないが，一般に手術治療を選択肢として患者に説明する場合は併発症に関する情報を含める必要があると結論づけているものが多い．保存治療における特異的な有害事象は報告されていないが，症状悪化に伴う手術へのクロスオーバーが比較的高率であることには留意する必要がある．重症例や保存治療で効果の少ない患者には手術治療がより有効であると考えられ，適宜再評価を行い漫然とした保存治療の継続は避けるべきである．

5. 医療経済効果

固定術29例を含む170例の手術群とCTガイド下ブロック，理学療法，薬物治療を含む保存治療群264例の医療コストの比較[10]では，治療コストは単純な除圧群に比べ保存治療群の平均がやや高く，その要因として保存治療群において一定の割合が複数回のブロック療法を要したこと，また191例（72.4%）の初期保存治療群が手術に移行したことがあげられている．1回の注射で改善した群のコストが最も低く，複数回の注射を要する群では適切に行われた除圧術を上回るコストがかかることから，医療資源の面からも漫然とした硬膜外注射を含む保存治療の継続はコストの点からも推奨できないと報告した．

除圧術の成績を論じる場合，適応した病態には注意が必要である．明らかなすべりや不安定性を伴わないLSSに対する除圧術に関してはその有用性に疑いはないが，手術による成績良好の報告がある一方，変形や不安定性を有する場合は除圧術の成績が不良であるとの報告もあり，不安定性を有する症例に対しての除圧術施行には十分注意する．

様々な除圧術の術式に関する成績が報告されているが，詳細な術式別の成績に関しては現時点で保存治療と比較したRCTは見出せず，これらの症例集積研究からは本CQに対する回答を得るこ

とはできない．評価法，経過観察期間なども様々で，現時点では術式別の有用性の比較が可能な条件にはない．今後様々な術式の優劣を論じる場合には適切な対照群の設定，標準的な評価方法，経過観察期間などを一致させた前向き研究が必要である．

　保存治療における特異的な併発症の報告はなかったが，ほとんどは症状の悪化による手術治療への移行であった．したがって手術治療における有害事象や保存治療における症状の悪化に関してはいずれも治療方針を説明する際に含めておくべきである．

文献

1) Benyamin RM, Staats PS, MiDAS Encore I. MILDR is an effective treatment for lumbar spinal stenosis with neurogenic claudication: miDAS ENCORE randomized controlled trial. Pain Physician 2016; **19**: 229-242.
2) Delitto A, Piva SR, Moore CG, et al. Surgery versus nonsurgical treatment of lumbar spinal stenosis: a randomized trial. Ann Intern Med 2015; **162**: 465-473.
3) Slatis P, Malmivaara A, Heliovaara M, et al. Long-term results of surgery for lumbar spinal stenosis: a randomised controlled trial. Eur Spine J 2011; **20**: 1174-1181.
4) Weinstein JN, Tosteson TD, Lurie JD, et al. Surgical versus nonsurgical therapy for lumbar spinal stenosis. N Engl J Med 2008; **358**: 794-810.
5) Weinstein JN, Tosteson TD, Lurie JD, et al. Surgical versus nonoperative treatment for lumbar spinal stenosis four-year results of the Spine Patient Outcomes Research Trial. Spine 2010; **35**: 1329-1338.
6) Lurie JD, Tosteson TD, Tosteson A, et al. Long-term outcomes of lumbar spinal stenosis: eight-year results of the Spine Patient Outcomes Research Trial (SPORT). Spine 2015; **40**: 63-76.
7) Atlas SJ, Keller RB, Wu YA, et al. Long-term outcomes of surgical and nonsurgical management of lumbar spinal stenosis: 8 to 10 year results from the maine lumbar spine study. Spine 2005; **30**: 936-943.
8) Zaina F, Tomkins-Lane C, Carragee E, et al. Surgical versus non‐surgical treatment for lumbar spinal stenosis. Cochrane Database of Systematic Reviews 2016: CD010264.
9) Ma XL, Zhao XW, Ma JX, et al. Effectiveness of surgery versus conservative treatment for lumbar spinal stenosis: A system review and meta-analysis of randomized controlled trials. Int J Surg 2017; **44**: 329-338.
10) Aichmair A, Burgstaller JM, Schwenkglenks M, et al. Cost-effectiveness of conservative versus surgical treatment strategies of lumbar spinal stenosis in the Swiss setting: analysis of the prospective multicenter Lumbar Stenosis Outcome Study (LSOS). Eur Spine J 2017; **26**: 501-509.

Clinical Question 9

腰部脊柱管狭窄症に対する除圧固定術は除圧術単独よりも有用か

推奨			
推奨文	推奨度	合意率	エビデンスの強さ
●脊椎不安定性のある症例では除圧固定術は有用であり QOL/ADL の改善が見込まれる一方，コストは除圧術単独よりも高く，復職率はやや劣る．併発症や再手術率も除圧単独より増加するため，不安定性の存在や長範囲固定の必要性など病態・術式を熟考して適応を検討する必要がある．	2	92%	B

【作成グループにおける，推奨に関連する価値観や好み】

　本 CQ に対する推奨の作成にあたり，疼痛・しびれや ADL/QOL の改善，歩行機能障害，長期成績，併発症，復職率や医療コスト，入院期間など構成委員の臨床経験をもとにアウトカム項目を設定し，臨床での価値観を重要視して検討した．

【推奨の強さに影響する要因】

　◉アウトカム全般に関する全体的なエビデンスが強い
　　■　2：いいえ
　　　説明：腰部脊柱管狭窄症の病態における不安定性の有無や重症度，手術群における手術椎間数の違いなどが文献間で統一されておらず，必然的に手術群，ならびに固定群で侵襲が大きいことによるバイアスは否定できない．

　◉益と害とのバランスが確実（コストは含めない）
　　■　2：いいえ
　　　説明：不安定性を認める腰部脊柱管狭窄症への適切な除圧固定術の実施により除痛や ADL/QOL 改善と長期成績の安定化が見込まれるが，同時に病態の把握や早期復職の必要性，併発症発生率によっても変化しうるため，益と害とのバランスを確実に決定しがたい．

　◉患者の価値観や好み，負担の確実さ
　　■　2：いいえ
　　　説明：患者の病態や症状，社会的状況なども踏まえると固定術実施にあたってある程度のばらつきは存在する．加えて固定術の適応とその成績については文献によってばらつきがあるため，患者の価値観や好みを十分に反映するのは困難な可能性がある．

　◉正味の利益がコストや資源に十分見合ったものかどうか
　　■　2：いいえ
　　　説明：不安定性を伴う症例では固定術が有用であると考えられるため，その後の中長期成績の安定化を踏まえるとコスト・資源に見合っていると考えられる．一方で復職率は除圧術にやや劣る面もあり，正味の利益やコストについての詳細な検討はみられなかったため判定は難しい．

【エビデンスの強さ】

　　■　B：効果の推定値に中程度の確信がある

59

【推奨の強さ】
■　2：行うことを提案する

　表 1 に固定術と各比較対象におけるエビデンスをまとめた.
　当初は自然経過, 保存治療および除圧術単独との比較検討がなされ, 事前の予備投票においては「CQ 9-1. 全体として除圧固定術は有用か」という CQ に対して「行うことを提案する」に 46.2％,「行うことを推奨する」には 7.6％,「明確な推奨を提示しない」に 38.5％と票が分かれた. さらに「CQ 9-2. 不安定性を伴い間欠跛行をきたす症例では術後 2 年以上で中長期成績に優れるか」という CQ に対しても「行うことを提案する」に 53.8％,「行わないことを提案する」に 15.4％,「明確な推奨を提示しない」に 38.5％と票が分かれ, これらの CQ においては特定の推奨を支持する十分な同意は得られなかった.
　一方で引き続く「CQ 9-3. 除圧術単独と比較し不安定性を持つ症例や肥満症例では有用か」という CQ に対しては「行うことを提案する」に 92.3％,「明確な推奨を提示しない」に 6.7％との投票結果となり, 推奨が仮決定された. 本会議ではこれらの予備投票結果に基づき議論が交わされたが, 自然経過や保存治療と比較する手術症例の十分なエビデンスが明らかではなく, 中長期成績については症例や術式の選択バイアスなどが存在し同一基準での評価が困難であることなどから CQ 9-1 および CQ 9-2 は削除とし, さらに CQ 9-3 において肥満症例を明示する必要はないとの見解にいたり, 最終的に本 CQ に統一・簡素化する方針となり, 投票にて 13 票中 12 票の得票により「行うことを提案する」ことが決定した(棄権なし, 1 票は「明確な推奨を提示しない」).

○協議にあたって参考とされたアウトカムごとの要点
①疼痛・しびれの改善
・固定術は不安定性(すべり, 回旋)や肥満を伴う腰痛症例では除圧術単独よりも有用である.
②除圧固定術による ADL/QOL 改善
・復職率：固定術は腰痛症例の ADL を改善するが, 術後 2 年以内での復職率は固定群よりも除圧単独群のほうが高い可能性がある.
③歩行機能改善
・不安定性や狭窄に伴う疼痛の軽減, 間欠跛行症例には除圧固定術による手術治療が有効であり, 歩行距離の改善や鎮痛薬内服量の軽減につながる可能性がある.
④長期術後成績
・固定術の有無にかかわらず手術群でほぼ同様であるが, 不安定性を伴う症例では除圧固定術のほうが良好である.
⑤併発症／有害事象
・併発症の発生：固定術併用の場合に多く, 長時間の手術時間と出血量に関連する.
・隣接椎間障害：手術群におけるインプラント使用の有無は隣接椎間障害の発生率に有意差をもたらさないが, 術前から隣接椎間に障害がある症例では手術予後は劣る傾向にある.
・再手術率：除圧術単独と除圧固定術の両群間で有意差なく, 症状出現後 1 年以上経過していることが再手術の危険因子であり, 高度変性を伴う症例では術後の下肢症状出現率と再手術率が高い.
⑥医療コスト
・固定併用群は除圧群と比較して有意にコストは高く, 復職率は低い.

表1 固定術と各比較対象におけるエビデンスのまとめ

比較対象／アウトカム	自然経過	保存治療	手術治療
疼痛・しびれの改善	特にすべり症患者において手術治療が有意に改善[30]	保存治療抵抗性の患者には基本的に固定術のほうが有効[1,29] 腰痛：すべり症を伴う場合有効[1] 下肢痛：神経除圧で改善（固定の有無問わず）[1]	固定術の効果は絶対ではなく優位性は明らかでない[3,5~7] 不安定性病態（椎間関節矢状面化，すべり，回旋伴う不安定性など）[19,20]のある場合では有効である可能性[2] 腰痛に対しては術後2年で固定術で改善[4,6,16~18] 下肢痛に対する固定の有無には有意差はない[4,6,16,18] 術後2年の段階では，下肢痛の改善は除圧単独で劣る[8] 不安定性がなければ除圧での対応が可能であり[4]，除圧による最低限の鎮痛を担保するためには椎弓切除術または開窓術による両側除圧を推奨[8] 術前に腰痛が優位の症例は術後成績が劣る傾向[12] 肥満は除圧単独の場合に腰痛残存に影響[25]
ADL/QOL改善	特にすべり症患者において手術治療が有意に改善[30]	短期（術後6ヵ月）では差がない[28] 手術群で有意に向上（術後24ヵ月）[27,29]	除圧術・除圧固定術の両群で有意差なし[9,10,31] 固定術は腰痛症例のODIに対しては術後2年で固定術で改善[4,6,16~18] すべり症を伴う症例に対する椎体間固定は有意なQOL改善をもたらす[15] 固定術併用とほぼ同様の術後成績 術後12ヵ月において，TLIF，PLIF，およびPLFの3つの術式間では，患者の機能改善，骨癒合の程度，および併発症に有意差はみられなかったが，3群すべてにおいて固定なし群に比しODIを中心とした術後成績が有意に改善[14,15] 肥満の有無はODI変化では有意差なし[24] 手術後2年以内に復職し6ヵ月以上勤務したのは除圧単独群で有意に多いが，原疾患の重症度は加味されていない[13]
歩行機能改善	記載なし	不安定性や狭窄に伴う疼痛の軽減には手術治療が有効：歩行距離の改善や鎮痛薬の内服量の効率的な軽減[26] 治療方針による有意な改善は得られなかったが，間欠跛行症例ではやや有効であった[29]	術式による有意差なし[9,22]
長期成績	記載なし	患者満足度は手術治療のほうが高い	腰部脊柱管狭窄症に対する除圧術単独の実施は2年以上の経過観察期間においてSF-36[10]，ODIおよびEQ-5DなどのADL/QOLを中心とした臨床成績については固定術併用とほぼ同様の術後成績[10] 腰椎分離すべり症に伴う腰部脊柱管狭窄症に対しては固定術のほうが除圧単独よりも術後2年および9年での臨床成績が良好[2]
併発症（有害事象）	隣接椎間障害は運動による保存治療群で少ない[2]	手術群で多い[28]	治療併発症発生率：固定術併用の場合に多い．固定術は長時間の手術，より多くの出血，併発症と関連[11] 死亡率は術式との関連はない[23] 隣接椎間障害：インプラント使用の有無は直接発生率に関連はしなかったが，隣接椎間障害のある群のほうが機能的に若干劣勢[2] 再手術率：両群で有意差なく[5,6]，術後5年間で14.2%[23] 固定群では5年以内に25%程度の患者で再手術[22] 両群で術前の症状が12ヵ月以上続いていたかどうかが再手術の危険因子であり[21]，変性による後天性狭窄は先天性狭窄に比べて術後の下肢症状出現率と再手術率が高い[32]．
医療コスト	記載なし	記載なし	固定併用群は除圧群と比較しコストは高く，復職率は低く，ともに統計学的に有意[13]
入院期間	記載なし	記載なし	除圧術・除圧固定術の両群で有意差なし[31] 肥満患者の除圧固定群では非肥満患者や除圧単独群と比し入院期間が最長[25]

⑦入院期間

- 除圧術・除圧固定術の両群で有意差はない.
- 肥満患者に対する除圧固定術は非肥満患者や除圧術単独と比較すると入院期間が長い.

○解説○

本ガイドライン初版では除圧固定術の除圧術単独との術後成績との比較が検討された. 今回の改訂にあたってはさらに除圧固定術との自然経過や保存治療と比較した場合の有用性を検討することとなったが, 推奨を導くにいたるエビデンスを獲得するにはいたらなかった(表1に記載).

本 CQ における手術のアウトカムを考察するにあたり, 18 歳以上の腰部脊柱管狭窄症患者を対象として, 以下のようなアウトカムが設定された.

①疼痛・しびれの軽減, ② QOL 改善, ③長期成績, ④併発症(有害事象), ⑤医療コスト, ⑥入院期間

これらのうち, ①～③は患者に対する益, ④～⑥は害として亜分類された.

抽出された期間内の全文献のうち本 CQ に関連あるものとして機械的に抽出された文献は 95 件で, うち構造化抄録作成の後に 33 件が採択された. このなかで⑤医療コストに関しては十分なエビデンスをもった文献は抽出されなかったが, 考察としての記載は散見された.

1. 除圧固定術と除圧術単独との比較

本ガイドライン初版では, 明らかな脊椎不安定性の証明された患者においては固定術併用が有用である可能性が示されたが, 軽度の変性脊椎すべり症あるいは脊椎不安定性を伴わない腰部脊柱管狭窄症では固定術併用の有効性を積極的に裏づけるエビデンスには乏しいとされた. 今回の改訂でも, 腰部脊柱管狭窄症に対する除圧術そのものの有効性は認める文献が多い一方, 固定術の優位性の是非については初版と同様に不安定性の関与下での有効性が述べられていた. すなわち総合すると不安定性を伴う腰部脊柱管狭窄症患者に対する腰椎固定術群は腰痛を中心に臨床的には効果的であるが, 併発症のリスクも高くなるため患者選択や適応決定に関しては慎重に行うべきである [1,2].

複数の抽出文献を総合すると, 腰部脊柱管狭窄症に対する術後 2 年程度の期間において, 除圧固定群は除圧術単独群と比較し健康関連 QOL スコア(SF-36), ADL スコア(Oswestry Disability Index: ODI), 腰痛および下肢痛, 再手術率に有意な差は認めなかったことから, 固定術の併用が除圧術単独に比し鎮痛効果が有意であるとはいいがたい [3~7]. 一方で固定術併用群では有意に出血量が多く手術時間が長かった [8~11,16]. このことから固定術の併用にあたってはその必要性について熟考することが重要である. また, すべり症を伴わない腰部脊柱管狭窄症患者では術前に腰痛が優位の症例は固定術後も術後成績が劣る傾向にあった [12]. 腰痛により休職し手術を受けた 364 例の労働者の職場復帰を第一次評価項目とした後ろ向きコホート研究によれば, 変形や不安定性を伴わない腰部脊柱管狭窄症に対して除圧単独と固定併用の手術治療成績の比較を行った結果, 手術後 2 年以内に復職し 6 ヵ月以上勤務したのは除圧単独群のほうが良好であり, 固定併用群は除圧群と比較し有意にコストは高く, 復職率は低かった [13] ことから, 変形や不安定性を伴わない症例に対する固定術の併用は行うべきではない可能性が示されている.

一方で分離・変性すべり症などの不安定性が関与する場合は固定術併用が有用である可能性がある. 変性すべり症を伴う腰部脊柱管狭窄症 120 例に対する後方固定術と除圧術単独の成績比較では, 術後 12 ヵ月において経椎間孔進入椎体間固定術(TLIF), 後方進入椎体間固定術(PLIF), および後側方固定術(PLF)の 3 つの術式間では, 患者の機能改善, 骨癒合の程度, および併発症に有意差はみられなかったが, 3 群のいずれも除圧術単独群に比し ODI により評価された術後の ADL/

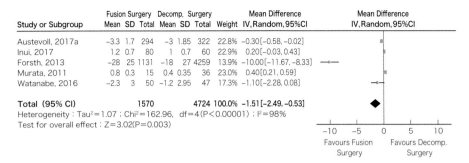

図1　腰痛に対するメタアナリシス
（文献 4, 6, 16 ～ 18 より作成）

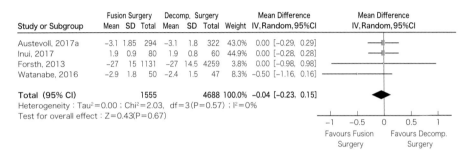

図2　下肢痛に対するメタアナリシス
（文献 4, 6, 16, 18 より作成）

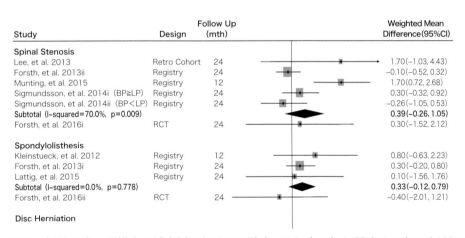

図3　慢性腰痛，腰椎すべり症例における下肢痛 VAS（cm）に関するメタアナリシス
（文献 1 より作成）

QOL が有意に改善していた[14, 15]．さらに今回，抽出論文によるメタアナリシスにおいても腰痛に対しては固定術併用が有用であった一方で，下肢痛については固定術の有無による有意差はみられなかった（図1～3）．このことから，不安定性を伴う腰下肢痛症例には固定術を併用することで疼痛や ADL の改善が得られる可能性があるが，下肢痛が中心の場合は固定術は必ずしも推奨されない．また，これらについての長期成績に関するエビデンスについては現時点において明らかではない．

　除圧術ならびに固定術の具体的な適応について述べた文献において，椎間関節角＞50°，椎間高6.5 mm 以上，下肢痛よりも腰痛が強い場合，すべりを有する腰椎高位にて 1.25〜2 mm 以上の可動性がある場合，および両側展開両側除圧の場合（片側進入両側除圧による後方要素温存をしない場合）に除圧術単独では ODI をはじめとする術後成績は固定術よりも劣っていた．除圧術はこれらの項目を念頭に不安定性の少ない症例に適応を限定すれば満足な臨床転帰を達成し，脊椎固定術の追加に伴うリスクとコストの増加を回避できる可能性がある [19, 20]．固定術は保存治療に 3 ヵ月以上反応なく，馬尾症状もしくは神経根症状を有し，1 年以上の経過観察でも改善せず，5 mm 以上のすべりと 10° 以上の回旋不安定性を呈している場合に適応となり，それ以外の場合で椎間板性腰痛または強い腰痛が除外できる場合は除圧術でも臨床成績は変わらないという報告もある [16]．

　固定術の有害事象も除圧術との比較を検討するうえで重要な要素である．抽出文献からは，周術期併発症と隣接椎間障害，再手術率に関する記述に大別された．固定術後は進行性の隣接椎間障害により最大 25％が 5 年以内に再手術となっていたという報告もあることから，固定術後における隣接椎間障害の発生は念頭に置いておくべきと考えられる．一方で複数の前向き無作為データベース解析によれば術後最長 5 年においては再手術率は固定の有無にかかわらず約 14％と報告され，再手術にいたった危険因子は術前の症状持続期間が 12 ヵ月以上であることなどがあげられた．このことから術後に再手術にいたるか否かは固定術の有無と隣接椎間障害のみならず，病態の経過やそれに伴う変性所見も重要な要素であるものと考えられる [2, 21〜23]．また，欧米を中心に増加する肥満患者（BMI ≧ 30 kg/m^2）に対する術式と成績についても複数の文献が抽出された．除圧術を行った腰部脊柱管狭窄症の肥満患者では，症状改善を期待できるものの術後 6〜12 ヵ月で有意な症状改善を認める患者の割合が非肥満群に比し低く [24]，術後 12 ヵ月における ODI スコア，下肢痛の改善については固定の有無による有意差はみられなかったものの，除圧のみの場合に腰痛が有意に遺残しており，肥満患者に対する除圧固定術の入院期間は，非肥満患者や除圧術単独を施行された患者群と比較して最長であった [25]．

2. 自然経過・保存治療，ならびに除圧術単独との比較

　固定術と完全な自然経過との比較を行った論文は抽出されず，保存治療と除圧固定術の比較を行ったものは 5 件（うち 2 件は Cochrane レビュー）であった．保存治療を扱ったものでも薬物治療のみならず硬膜外注射や装具療法，指圧などが含まれ，統一基準で比較したものはみられなかった．総合すると手術治療（固定術併用問わず）を行った群では術後 6, 12 ヵ月の段階では ODI，チューリッヒ跛行質問票（ZCQ），visual analog scale（VAS）などで保存治療に比し有意差はみられなかったものの，術後 24 ヵ月では手術群で有意な改善が得られたとする報告がみられた．また，手術治療は不安定性や狭窄に伴う間欠跛行などの神経症状の軽減に関しては保存治療より有効であった [26〜29]．一方で少なくとも 12 週間以上症状がある腰部脊柱管狭窄症患者の手術治療群ないし保存治療群（リハビリテーション，理学療法，運動療法，温熱療法，経皮的刺激療法，超音波，鎮痛薬，硬膜外ステロイドなど）の 2 群コホートを組み合わせ交絡因子について調整を行うと，手術群は非手術群と比較して痛み，機能，満足度において有意な改善を認めた [30]．また，慢性腰痛および腰椎すべり症を伴う腰部脊柱管狭窄症においては固定術のほうが保存治療よりも ODI 改善，および腰痛 VAS 値改善が有意で [1]，ここでも不安定脊椎における手術治療の有用性が示されている [2]（図 4，図 5）．

文献

1）Yavin D, Casha S, Wiebe S, et al. Lumbar fusion for degenerative disease: a systematic review and meta-analysis. Neurosurgery 2017; **80**: 701-715.
2）Schulte TL, Ringel F, Quante M, et al. Surgery for adult spondylolisthesis: a systematic review of the evidence.

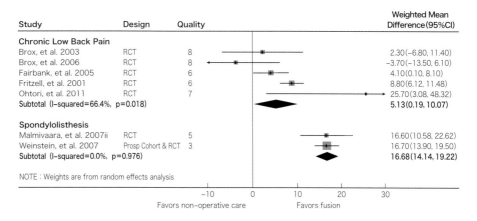

図 4　慢性腰痛，腰椎すべり症を伴う LSS における，ODI に関するメタアナリシス
（文献 1 より作成）

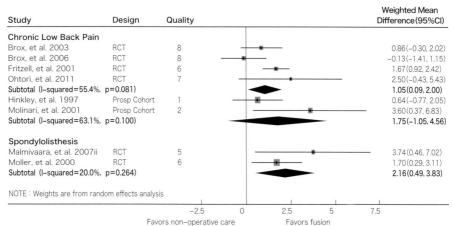

図 5　慢性腰痛，腰椎すべり症を伴う LSS における腰痛 VAS（cm）に関するメタアナリシス
（文献 1 より作成）

Eur Spine J 2016; **25**: 2359-2367.

3) Peul WC, Moojen WA. Fusion for lumbar spinal stenosis-safeguard or superfluous surgical implant?. N Engl J Med 2016; **374**: 1478-1479.

4) Austevoll IM, Gjestad R, Brox JI, et al. The effectiveness of decompression alone compared with additional fusion for lumbar spinal stenosis with degenerative spondylolisthesis: a pragmatic comparative non-inferiority observational study from the Norwegian Registry for Spine Surgery. Eur Spine J 2017; **26**: 404-413.

5) Forsth P, Carlsson T, Michaelsson K, et al. No benefit from fusion in decompressive surgery for lumbar spinal stenosis. 2-year results from the Swedish spinal stenosis study, a multicenter RCT of 229 patients. Eur Spine J 2014; **23**: S495.

6) Forsth P, Michaelsson K, Sanden B. Does fusion improve the outcome after decompressive surgery for lumbar spinal stenosis?: A two-year follow-up study involving 5390 patients. Bone Joint J 2013; **95-B**: 960-965.

7) Machado GC, Ferreira PH, Harris IA, et al. Effectiveness of surgery for lumbar spinal stenosis: a systematic review and meta-analysis. PLoS One 2015; **10**: e0122800.

8) Munting E, Roder C, Sobottke R, et al. Patient outcomes after laminotomy, hemilaminectomy, laminectomy and laminectomy with instrumented fusion for spinal canal stenosis: a propensity score-based study from the Spine Tango registry. Eur Spine J 2015; **24**: 358-368.

9) Forsth P, Olafsson G, Carlsson T, et al. A randomized, controlled trial of fusion surgery for lumbar spinal

stenosis. N Engl J Med 2016; **374**: 1413-1423.

10) Rampersaud YR, Fisher C, Yee A, et al. Health-related quality of life following decompression compared to decompression and fusion for degenerative lumbar spondylolisthesis: a Canadian multicentre study. Can J Surg 2014; **57**: E126-E133.

11) Chang W, Yuwen P, Zhu Y, et al. Effectiveness of decompression alone versus decompression plus fusion for lumbar spinal stenosis: a systematic review and meta-analysis. Arch Orthop Trauma Surg 2017; **137**: 637-650.

12) Sigmundsson FG, Jonsson B, Stromqvist B. Preoperative pain pattern predicts surgical outcome more than type of surgery in patients with central spinal stenosis without concomitant spondylolisthesis: a register study of 9051 patients. Spine 2014; **39**: E199-E210.

13) Tye EY, Anderson JT, Haas AR, et al. Decompression versus decompression and fusion for degenerative lumbar stenosis in a workers' compensation setting. Spine 2017; **42**: 1017-1023.

14) Fariborz S, Gharedaghi M, Khosravi AF, et al. Comparison of results of 4 methods of surgery in grade 1 lumbosacral spondylolisthesis. Neurosurg Q 2016; **26**: 14-18.

15) Ghogawala Z, Dziura J, Butler WE, et al. Laminectomy plus fusion versus laminectomy alone for lumbar spondylolisthesis. N Engl J Med 2016; **374**: 1424-1434.

16) Inui T, Murakami M, Nagao N, et al. Lumbar degenerative spondylolisthesis: changes in surgical indications and comparison of instrumented fusion with two surgical decompression procedures. Spine 2017; **42**: E15-E24.

17) 村田英俊, 高瀬　創, 吉川信一朗ほか. 腰椎変性すべり症　除圧術か固定術か至適治療を求めて. 脊髄外科 2011; **25**: 160-169.

18) 渡辺　慶, 森田　修, 佐藤　剛ほか. 腰椎変性すべり症に対し, 固定術は必要か？　除圧術と除圧固定術の治療成績の比較. 東北整災外会誌 2016; **59**: 33-38.

19) Shen J, Xu S, Xu S, et al. Fusion or not for degenerative lumbar spinal stenosis: a meta-analysis and systematic review. Pain Physician 2018; **21**: 1-8.

20) Joaquim AF, Milano JB, Ghizoni E, et al. Is there a role for decompression alone for treating symptomatic degenerative lumbar spondylolisthesis?: s systematic review. Clin Spine Surg 2016; **29**: 191-202.

21) Radcliff K, Curry P, Hilibrand A, et al. Risk for adjacent segment and same segment reoperation after surgery for lumbar stenosis: a subgroup analysis of the Spine Patient Outcomes Research Trial (SPORT). Spine 2013; **38**: 531-539.

22) Forsth P, Carlsson T, Sanden B, et al. No long time benefit from fusion in decompressive surgery for lumbar spinal stenosis: 5 year-results from the Swedish spinal stenosis study, a multicenter rct of 233 patients. Eur Spine J 2017; **26**: S287.

23) Kim CH, Chung CK, Park CS, et al. Reoperation rate after surgery for lumbar spinal stenosis without spondylolisthesis: a nationwide cohort study. Spine J 2013; **13**: 1230-1237.

24) Burgstaller JM, Held U, Brunner F, et al. The impact of obesity on the outcome of decompression surgery in degenerative lumbar spinal canal stenosis: analysis of the lumbar spinal outcome study (LSOS): s Swiss prospective multicenter cohort study. Spine 2016; **41**: 82-89.

25) Onyekwelu I, Glassman SD, Asher AL, et al. Impact of obesity on complications and outcomes: a comparison of fusion and nonfusion lumbar spine surgery. J Neurosurg Spine 2017; **26**: 158-162.

26) Kluba T, Dikmenli G, Dietz K, et al. Comparison of surgical and conservative treatment for degenerative lumbar scoliosis. Arch Orthop Trauma Surg 2009; **129**: 1-5.

27) Ammendolia C, Stuber KJ, Rok E, et al. Nonoperative treatment for lumbar spinal stenosis with neurogenic claudication. Cochrane Database of Systematic Reviews 2013: CD010712.

28) Zaina F, Tomkins‐Lane C, Carragee E, et al. Surgical versus non‐surgical treatment for lumbar spinal stenosis. Cochrane Database of Systematic Reviews 2016: CD010264.

29) Kovacs FM, Urrutia G, Alarcon JD. Surgery versus conservative treatment for symptomatic lumbar spinal stenosis: a systematic review of randomized controlled trials. Spine 2011; **36**: E1335-E1351.

30) Weinstein JN, Tosteson TD, Lurie JD, et al. Surgical versus nonsurgical therapy for lumbar spinal stenosis. N Engl J Med 2008; **358**: 794-810.

31) Wu AM, Tong TJ, Wang XY. A rethink of fusion surgery for lumbar spinal stenosis. J Evid Based Med 2016; **9**: 166-169.

32) Louie PK, Paul JC, Markowitz J, et al. Stability-preserving decompression in degenerative versus congenital spinal stenosis: demographic patterns and patient outcomes. Spine J 2017; **17**: 1420-1425.

Clinical Question 10

腰部脊柱管狭窄症に対する固定術の骨癒合状態は手術成績に影響を与えるか

推奨			
推奨文	推奨度	合意率	エビデンスの強さ
●骨癒合状態が臨床症状に影響を与える可能性があるが，現在のところ明確な推奨を提示できない．	明確な推奨ができない	77%	D

【作成グループにおける，推奨に関連する価値観や好み】
　本 CQ の推奨作成にあたり，腰痛の改善・臨床成績評価指標の改善，統計学的解析の有無を重要視した．
【推奨の強さに影響する要因】
　⦿アウトカム全般に関する全体的なエビデンスが強い
　　■　2：いいえ
　　説明：採択論文はすべて症例集積研究であり，エビデンスの強さとしては非常に弱い．臨床
　　　　　評価に用いたアウトカムや評価時期の違いから結果の解析は困難である．
　⦿益と害とのバランスが確実（コストは含めない）
　　■　2：いいえ
　　説明：骨癒合の獲得は固定椎間由来の臨床症状悪化を回避できることが期待される．一方，
　　　　　固定隣接椎間障害などの問題が生じる可能性がある．
　⦿患者の価値観や好み，負担の確実さ
　　説明：骨癒合の獲得を目的とした手術を行っており，患者が選択することはないと思われる
　　　　　ため該当なしとした．
　⦿正味の利益がコストや資源に十分見合ったものかどうか
　　説明：介入(固定術)の費用は同等であり，該当なしとした．
【エビデンスの強さ】
　　■　D：効果の推定値がほとんど確信できない
【推奨の強さ】
　　■　明確な推奨を提示しない

　1回目の投票（総投票数13)において，「行うことを提案する」が3票，「明確な推奨を提示しない」が10票で合意率77％であり，「明確な推奨を提示しない」ことが決定した．

○解説○
　巻頭の条件により一次選択で18論文を抽出し，さらに構造化抄録作成後の評価から3論文を採択した．これに検索期間外に出版された重要な2編のハンドサーチ論文を加えて本文を作成した．採択した論文はすべて症例集積研究であった．
　腰部脊柱管狭窄症に対して，神経組織の圧迫解除・脊柱不安定性・脊柱変形の治療などを目的として固定術が行われる．脊椎固定術の主要な目的のひとつが骨癒合の獲得であるが，骨癒合状態が

手術成績に与える影響を検討した報告は非常に少ない．加えて椎弓根スクリューと椎体間ケージに代表される脊椎インストゥルメンテーション技術の進歩により，骨癒合率が大きく高まったこと，骨癒合が獲得されていなくとも一定の脊柱安定性が担保されること，骨癒合の画像評価や定義が報告により異なることなどが，骨癒合状態が臨床成績に与える影響を明らかにすることを難しくしている．

1. 術後長期の骨癒合不全が手術成績に与える影響

術後長期における骨癒合不全状態の持続（偽関節）は，脊椎インストゥルメンテーションを併用しない後側方固定術（PLF）における手術成績を悪化させることが報告されている．47 例の術後平均 7 年 8 ヵ月の検討では，単純 X 線を用いた骨癒合判定により偽関節と判定された 25 例（53％）では 4 段階の総合臨床評価・腰痛 visual analog scale（VAS）・下肢痛 VAS のすべてにおいて骨癒合群に劣っていた[1]．また，42 例の平均術後 9.5 年の解析でも，単純 X 線で偽関節と判定された 11 例（26％）の臨床成績は術後 3 年までは骨癒合群と差を認めなかったが，術後 5 年以降は有意に日本整形外科学会腰痛疾患治療成績判定基準の改善度が低かった[2]．脊椎インストゥルメンテーションを併用した脊椎固定術に関しては長期の骨癒合状態と手術成績に関する報告がない．

2. 術後早期の骨癒合状態が手術成績に与える影響

術後 2 年未満の骨癒合状態が手術成績に与える影響については意見が分かれている．椎弓根スクリューと椎体間ケージを用いた後方経路椎体間固定術（PLIF）を施行した 108 例における術後 1 年の X 線あるいは CT を用いた骨癒合判定と腰痛 VAS や Oswestry Disability Index（ODI）などの臨床成績との関係を検討した報告では，骨癒合状態と臨床成績の相関は認めなかった[3]．

腰椎伸展 CT を用いて 81 例の PLIF 術後 1 年間の骨癒合判定を実施した報告では，骨癒合不全と腰痛（日本整形外科学会腰痛疾患治療成績判定基準）との関係を検討し，腰痛と骨癒合不全の相関は腰椎伸展 CT 評価（$p = 0.08$）が，単純 X 線評価（$p = 0.66$）や腰椎屈曲 CT 評価（$p = 0.51$）と比較して高かった．また，評価時には 85％以上の症例が腰椎伸展 CT においても骨癒合と判定されており，症例数が増加すれば骨癒合不全と腰痛に相関を認める可能性があると考察されている[4]．

同じく椎弓根スクリューと椎体間ケージを用いた単椎間の PLIF を施行した 100 例の後ろ向き解析では，術後 6 ヵ月の単純 X 線動態撮影に基づく骨癒合判定と患者立脚アウトカムを含む臨床成績の相関を検討している．29 例が骨癒合不全と判定され，残る症例から年齢性比をマッチングさせた骨癒合群（対照群）を設定し比較した結果，腰痛 VAS では両群に差を認めなかったが，日本整形外科学会腰痛疾患治療成績判定基準の改善率・日本整形外科学会腰痛評価質問票（JOABPEQ）の歩行機能障害・社会生活障害における術後獲得量が骨癒合不全群で有意に低値であった[5]．患者立脚評価で差を認めたことは，骨癒合状態が患者活動性や QOL に与えることを示唆する一方，骨癒合状態を患者が知ることで自らあるいは医師の指示により活動を制限している可能性も否定できない．

文献

1) Kornblum MB, Fischgrund JS, Herkowitz HN, et al. Degenerative lumbar spondylolisthesis with spinal stenosis: a prospective long-term study comparing fusion and pseudarthrosis. Spine 2004; **29**: 726-733; discussion 733-734.
2) Tsutsumimoto T, Shimogata M, Yoshimura Y, et al. Union versus nonunion after posterolateral lumbar fusion: a comparison of long-term surgical outcomes in patients with degenerative lumbar spondylolisthesis. Eur Spine J 2008; **17**: 1107-1112.

3) Lee HS, Lee JH, Lee JH. A comparison of dynamic views using plain radiographs and thin-section three-dimensional computed tomography in the evaluation of fusion after posterior lumbar interbody fusion surgery. Spine J 2013; **13**: 1200-1207.
4) Nakashima H, Yukawa Y, Ito K, et al. Extension CT scan: its suitability for assessing fusion after posterior lumbar interbody fusion. Eur Spine J 2011; **20**: 1496-1502.
5) Makino T, Kaito T, Fujiwara H, et al. Does fusion status after posterior lumbar interbody fusion affect patient-based QOL outcomes? An evaluation performed using a patient-based outcome measure. J Orthop Sci 2014; **19**: 707-712.

Clinical Question 11

固定術の際に用いる骨移植材料の違いは骨癒合に影響を与えるか

推奨
推奨文

●固定術の際に用いる骨移植材料として局所骨の使用，ならびに人工骨・脱灰骨基質・同種骨の併用を提案する．

自家腸骨と比較した療法	推奨度	合意率	エビデンスの強さ
●局所骨	2	100%	C
●人工骨の併用	2	77%	C
●脱灰骨基質（DBM）併用	2	92%	C
●同種骨の併用	2	77%	C

　　局所骨および DBM の併用は，初回投票で「行うことを提案する」9 票，「明確な推奨を提示しない」4 票であったため，討議の後の再投票結果を記載している．

【作成グループにおける，推奨に関連する価値観や好み】
　　本 CQ の推奨作成にあたり，研究デザイン・骨癒合率・統計学的解析を重要視した．
【推奨の強さに影響する要因】
　　◉アウトカム全般に関する全体的なエビデンスが強い
　　　■ 2：いいえ
　　　　説明：ランダム化比較試験（RCT）は存在するが，各移植材料別での RCT は 1～2 編に限られ，骨癒合判定方法，コントロール群の設定方法，評価時期にも違いがある．
　　◉益と害とのバランスが確実（コストは含めない）
　　　■ 2：いいえ
　　　　説明：自家腸骨採取に伴う障害について詳細に論じている文献は 1 編のみであった．
　　◉患者の価値観や好み，負担の確実さ
　　　■ 1：はい
　　　　説明：同種骨や DBM の使用においては患者の価値観や好みが影響しうる．
　　◉正味の利益がコストや資源に十分見合ったものかどうか
　　　■ 2：いいえ
　　　　説明：費用対効果に関する検討は実施されていない．
【エビデンスの強さ】
　　　■ C：効果の推定値に対する確信は限定的である
【推奨の強さ】
　　　■ 2：行うことを提案する

巻頭の条件により一次選択で38論文を抽出し，さらに構造化抄録作成後の評価から4論文を採択した．これに検索期間外に出版された重要な6編のハンドサーチ論文を加えて本文を作成した．採択した10論文は8編がRCT，2編が症例集積研究であった．

脊椎固定術では本来骨がない部分に骨を作る異所性骨化により骨癒合を獲得する．よって何らかの骨移植材料を脊椎椎体間あるいは脊柱の後方・後側方に移植することが行われる．骨移植材料の特性は，一般に骨形成能（含有する骨形成細胞による骨形成），骨伝導能（骨形成の足場を提供），骨誘導能（骨組織以外への移植による骨形成）によって評価される．自家骨移植に加えて本邦で脊椎固定への使用が承認されているものは，同種骨・脱灰骨（demineralized bone：DBM），人工骨［β-tricalcium phosphate（TCP），hydroxyapatite（HA）など］がある．欧米で使用されるが本邦では未承認である骨形成因子（bone morphogenetic protein：BMP）や材料ではない多血小板血漿に関しては文献的考察を行わないこととした．骨移植材料の有効性検証は，自家骨を比較対照として非劣性を示す研究デザインが多く，本CQでも自家骨とその他の骨移植材料を比較する形式で記載した（表1）．

表1　骨移植材料特性の要約

骨移植材料	骨形成能	骨伝導能	骨誘導能	長所	短所
自家骨	△	○	△	左記特性を兼備．	採取量に限界． 加齢により骨形成能・骨質が低下．
同種骨	×	○	△	移植骨量の確保が可能． 初期力学強度あり．	本邦での入手は限定的． 処理法により骨誘導能に違いを生じる． 感染症伝搬リスク．
DBM	×	△	△	移植骨量の確保・成形が容易．	処理方法や製品により活性に違い． 初期力学強度が低い．
人工骨	×	○	×	入手が容易．	基本的には骨伝導能のみを有する．

○：優れる，△：限定的，×：非常に限定的か有さない

1. 自家腸骨 vs. 局所骨

自家腸骨の採骨に伴う併発症を回避するため，神経除圧などを目的として切除された脊椎局所骨が脊椎固定術によく用いられる．一般的に，局所骨は自家腸骨と比較して骨形成細胞を多く含む海綿骨が少ないことや低侵襲手術手技や再手術症例では採骨量に限界があることが問題とされている．単椎間の後方経路椎体間固定術（PLIF）実施例における術後2年の後ろ向き症例集積研究では，自家腸骨と局所骨の使用の違いによる骨癒合率に差を認めなかった（自家腸骨96.3%，局所骨98.3%）[1]．また，後側方固定術（PLF）の片側に自家腸骨移植を対側に局所骨＋骨髄穿刺液を移植した術後1年の検討では，骨癒合率は自家腸骨側で90.5%，局所骨＋骨髄穿刺液側で85.7%であり同等であった[2]．

2. 自家骨 vs. 人工骨

人工骨に，局所骨と骨髄穿刺液のどちらか単独，あるいは両者を併用して移植し自家骨（自家腸骨あるいは局所骨）単独との骨癒合率が比較されている．人工骨に自家骨を併用せずPLFを施行した場合には自家骨移植と比較して骨癒合率が低い．人工骨（円柱状硫酸カルシウム）に骨髄液のみを

併用し PLF に用いた術後 1 年の検討では，人工骨＋骨髄穿刺液を移植した側の骨癒合率は 45.5％で自家腸骨を移植した側の 90.5％と比較して有意に低かった[2]．

　一方，局所骨と骨髄液を併用し bone extender として人工骨を使用した場合には，自家骨移植と同等の骨癒合成績が得られることが報告されている．PLF を自家骨移植あるいは局所骨＋人工骨（β-TCP）移植を行う RCT では，術後 1 年において両群で全例の骨癒合を認めた[3]．単椎間の PLF の片側を局所骨，対側を多孔体 β-TCP に骨髄液を添加したものを移植し術後の骨癒合率を X 線・CT を用いて評価した結果では，術後 6 ヵ月では自家骨移植で高かったが，その後は術後 2 年まで両群に差がなかった[4]．HA を用いた検討では，前向き RCT 研究で PLF の骨移植材料としてのサンゴ由来 HA と局所骨・骨髄液移植（HA 移植）の有効性を両側自家腸骨移植・片側自家腸骨／対側 HA 移植・両側 HA 移植の 3 群で比較し，術後 1 年の時点でいずれも全例で X 線・CT を用いた骨癒合が確認された[5]．

　人工骨が骨癒合に与える効果は，材料・形状などにより変わることも予測されメタアナリシスは実施しないこととした．

3. 自家骨 vs. DBM

　PLF の片側に自家腸骨移植，対側に自家骨＋DBM 移植を行った前向き RCT 研究では，術後 2 年の骨癒合率は自家腸骨移植側で 54％，DBM 移植側で 52％と同等であった[6]．また，同じ DBM を用いて椎間関節固定を併用した PLF において局所骨と DBM 併用群と自家腸骨移植群で比較した多施設 RCT 研究では，術後 2 年の骨癒合率は DBM 群 86％，自家腸骨群 92％と同等であった[7]．別の DBM を用いた症例集積研究では，PLF に対し両側に自家骨（腸骨＋局所骨）を移植した群と両側に自家骨＋DBM＋骨髄穿刺液を移植した群を術後 1 年で比較し，骨癒合率はそれぞれ 69.7％と 76.9％で差がなかった[8]．

4. 自家骨 vs. 同種骨

　単椎間の PLIF に用いる椎体間ケージに自家腸骨あるいは同種骨を移植し骨癒合率を術後 1 年まで経時的に X 線・CT で検討した報告では，術後 6 ヵ月までは自家腸骨群で骨癒合率が有意に高かったが，以後術後 1 年まで両群に差を認めなかった（自家骨群 85％，同種骨群 80％）[9]．また，自家骨との比較ではないが，PLF を同種骨単独あるいは同種骨＋骨髄穿刺液で行う RCT では，骨髄穿刺液の併用が同種骨による PLF の術後 2 年における骨癒合率を有意に高めた（同種骨単独 40％，同種骨＋骨髄穿刺液 80％）[10]．

文献

1) Ito Z, Imagama S, Kanemura T, et al. Bone union rate with autologous iliac bone versus local bone graft in posterior lumbar interbody fusion (PLIF): a multicenter study. Eur Spine J 2013; **22**: 1158-1163.
2) Niu CC, Tsai TT, Fu TS, et al. A comparison of posterolateral lumbar fusion comparing autograft, autogenous laminectomy bone with bone marrow aspirate, and calcium sulphate with bone marrow aspirate: a prospective randomized study. Spine 2009; **34**: 2715-2719.
3) Dai LY, Jiang LS. Single-level instrumented posterolateral fusion of lumbar spine with beta-tricalcium phosphate versus autograft: a prospective, randomized study with 3-year follow-up. Spine 2008; **33**: 1299-1304.
4) Yamada T, Yoshii T, Sotome S, et al. Hybrid grafting using bone marrow aspirate combined with porous β-tricalcium phosphate and trephine bone for lumbar posterolateral spinal fusion: a prospective, comparative study versus local bone grafting. Spine 2012; **37**: E174-E179.
5) Korovessis P, Koureas G, Zacharatos S, et al. Correlative radiological, self-assessment and clinical analysis of evolution in instrumented dorsal and lateral fusion for degenerative lumbar spine disease. Autograft versus coralline hydroxyapatite. Eur Spine J 2005; **14**: 630-638.

6) Cammisa FP Jr, Lowery G, Garfin SR, et al. Two-year fusion rate equivalency between Grafton DBM gel and autograft in posterolateral spine fusion: a prospective controlled trial employing a side-by-side comparison in the same patient. Spine 2004; **29**: 660-666.

7) Kang J, An H, Hilibrand A, et al. Grafton and local bone have comparable outcomes to iliac crest bone in instrumented single-level lumbar fusions. Spine 2012; **37**: 1083-1091.

8) Schizas C, Triantafyllopoulos D, Kosmopoulos V, et al. Posterolateral lumbar spine fusion using a novel demineralized bone matrix: a controlled case pilot study. Arch Orthop Trauma Surg 2008; **128**: 621-625.

9) Putzier M, Strube P, Funk JF, et al. Allogenic versus autologous cancellous bone in lumbar segmental spondylodesis: a randomized prospective study. Eur Spine J 2009; **18**: 687-695.

10) Hart R, Komzák M, Okál F, et al. Allograft alone versus allograft with bone marrow concentrate for the healing of the instrumented posterolateral lumbar fusion. Spine J 2014; **14**: 1318-1324.

Clinical Question 12

腰部脊柱管狭窄症に対する制動術は保存治療，除圧術，除圧固定術よりも有用か

1.　棘突起間スペーサー（interspinous process device：IPD）

Clinical Question 12-1-(1)

腰部脊柱管狭窄症に対する棘突起間スペーサーは保存治療よりも有用か

推奨			
推奨文	推奨度	合意率	エビデンスの強さ
●腰部脊柱管狭窄症に対する棘突起間スペーサーを用いた手術治療は保存治療よりも有用か明確な推奨はできない．	明確な推奨ができない	85%	D

【作成グループにおける，推奨に関連する価値観や好み】
　本 CQ に対する推奨の作成においては，併発症，再手術の頻度，費用対効果，利益相反の有無を重視した．

【推奨の強さに影響する要因】
　⊙アウトカム全般に関する全体的なエビデンスが強い
　　■　2：いいえ
　　　説明：保存治療よりも有用とする RCT があるが，近年有用性を示す新たな質の高いエビデンスは発信されておらず，エビデンスは弱いといわざるを得ない．
　⊙益と害とのバランスが確実（コストは含めない）
　　■　2：いいえ
　　　説明：保存治療よりも有用とする RCT が 1 編しかない．
　⊙患者の価値観や好み，負担の確実さ
　　■　2：いいえ
　　　説明：保存治療よりも有用とする RCT が 1 編のみである．
　⊙正味の利益がコストや資源に十分見合ったものかどうか
　　■　2：いいえ
　　　説明：棘突起間スペーサーを外来手術で行えば保存治療よりも費用対効果が高いとする海外の報告があるが，本邦との医療制度の違いもあり断定できない．

【エビデンスの強さ】
　　■　D：効果の推定値がほとんど確信できない

【推奨の強さ】
　　■　明確な推奨を提示しない

初回投票では「行うことを提案する」31％，「行わないことを提案する」23％，「行わないことを推奨する」15％，「明確な推奨を提示しない」31％と分かれた．そこで委員会において保存治療より優れているというエビデンスがあり，実臨床では一時よく使われていたが，併発症や効果の持続性の問題により，使用されなくなった現状を考慮すべきという議論があった．

　第2回目の投票を行った結果，「行わないことを提案する」31％，「行わないことを推奨する」8％，「明確な推奨を提示しない」62％となり，やはり推奨の決定にいたらなかった．

　推奨文を修正して3回目の投票を行った結果，「行わないことを提案する」8％，「行わないことを推奨する」8％，「明確な推奨を提示しない」85％であり，明確な推奨を提示しないことと決定した．

○解説○

　棘突起間スペーサーは，棘突起の間にスペーサーを挿入することで椎間を開大し，腰部脊柱管狭窄症の疼痛を緩和する目的で開発された．様々な機種があり，棘突起間スペーサーでなく椎弓間スペーサーと呼称する論文もあるが，本項では棘突起間スペーサーと統一した．

　イタリア，ドイツ，スイスで棘突起間スペーサーを用いた手術群422例と保存治療を行った保存群120例を3年間比較した多施設ランダム化比較試験（RCT）［資金提供なし］[1] の結果，手術群のほうが疼痛VAS，チューリッヒ跛行質問票（ZCQ）で評価した歩行障害の改善が良好であり，3年目までに後方除圧あるいは除圧固定術を必要とした症例の割合は手術群5.6％，保存群32％と手術群で低率であったことから，保存治療に対する棘突起間スペーサーの優位性が報告された．

　費用対効果に関して，棘突起間スペーサーを用いた手術群と保存群を比較したRCTが1編ある．米国において外来手術で行った手術群69例と保存群62例を2年間比較した（資金提供あり）結果，棘突起スペーサーを外来手術で行えば，保存治療に比べ費用対効果が優れていた[2]［増分費用対効果（ICER）＄17,894/quality-adjusted life-year］．しかし近年は併発症や効果の持続性の問題により，有用性を示す質の高いエビデンスは生まれておらず，使用されなくなった現状を考慮すべきと思われる．

文献

1) Puzzilli F, Gazzeri R, Galarza M, et al. Interspinous spacer decompression (X-STOP) for lumbar spinal stenosis and degenerative disk disease: a multicenter study with a minimum 3-year follow-up. Clin Neurol Neurosurg 2014; **124**: 166-174.
2) Skidmore G, Ackerman SJ, Bergin C, et al. Cost-effectiveness of the X-STOP(R) interspinous spacer for lumbar spinal stenosis. Spine 2011; **36**: E345-E356.

Clinical Question 12-1-(2)

腰部脊柱管狭窄症に対する棘突起間スペーサーは除圧術よりも有用か

推奨			
推奨文	推奨度	合意率	エビデンスの強さ
●棘突起間スペーサーを用いた手術は除圧術と比較すると，臨床症状の改善に有意差はないものの再手術率が高く費用対効果が低いため行わないことを提案する．	2	85%	D

【作成グループにおける，推奨に関連する価値観や好み】
　本 CQ に対する推奨の作成においては，併発症，再手術の頻度，費用対効果，利益相反の有無を重視した．
【推奨の強さに影響する要因】
　◉アウトカム全般に関する全体的なエビデンスが強い
　　■　1：はい
　　　説明：両者を比較した 3 編のランダム化比較試験（RCT）の結果，棘突起間スペーサーは除圧術に比べ有意に再手術率が高かった．再手術にならなかった症例ではほぼ同等の疼痛，機能改善が得られるという結果もあるが，費用対効果が低いという強いエビデンスがある．
　◉益と害とのバランスが確実（コストは含めない）
　　■　2：いいえ
　　　説明：棘突起間スペーサーでは，除圧術と比較してほぼ同等の疼痛，機能改善が得られるが再手術率が高いという強いエビデンスがある．
　◉患者の価値観や好み，負担の確実さ
　　■　1：はい
　　　説明：除圧術に比べ棘突起間スペーサーの使用による有用性は少ない．
　◉正味の利益がコストや資源に十分見合ったものかどうか
　　■　2：いいえ
　　　説明：除圧術に比べ棘突起間スペーサーの使用による有用性は少なく，費用対効果は低いという強いエビデンスがある．
【エビデンスの強さ】
　　■　D：効果の推定値がほとんど確信できない
【推奨の強さ】
　　■　2：行わないことを提案する

　第 1 回の投票議題は「棘突起間スペーサーは除圧術より有用とはいえない」というものであり，投票結果は「行うことを提案する 15%，「行わないことを提案する」61%，「行わないことを推奨する」23%，「明確な推奨を提示しない」0% と分かれた．
　委員会で投票議題を「棘突起間スペーサーは除圧術より有用か」と修正して第 2 回の投票を行った結果（総投票数 13），「行わないことを提案する」が 85%，「行わないことを推奨する」が 8%，「明

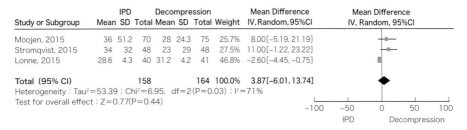

図1　腰痛 VAS. スペーサー単独 vs. 除圧単独

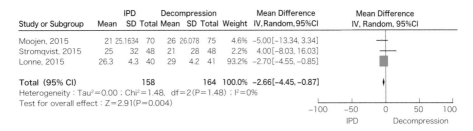

図2　下肢痛 VAS. スペーサー単独 vs. 除圧単独

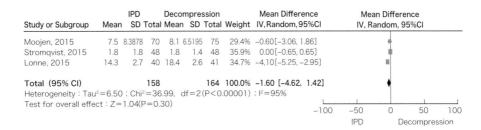

図3　機能障害. ODI など. スペーサー単独 vs. 除圧単独

確な推奨を提示しない」が8％であり，除圧術が選択可能な症例では棘突起間スペーサーを用いた制動術を行わないことを提案することと決定した.

◯解説◯

　除圧術単独と棘突起スペーサーの成績を比較した RCT は3編抽出された（図1〜5）.
　オランダの5施設で除圧術79例と棘突起間スペーサー80例を比較した RCT[1] では，術後2年においてチューリッヒ跛行質問票（ZCQ），modified Roland-Morris Disability Questionnaire（RDQ），下肢痛ならびに腰痛 visual analog scale（VAS）は両群間に有意差はなかったものの，棘突起間スペーサー群における腰痛 VAS は術後1年の23mm から術後2年時は36mm と有意に増悪しており，除圧群ではそれぞれ31mm，28mm と維持されていた. また，術後2年の経過観察期間における再手術率は除圧術の8％に対し，棘突起間スペーサーでは33％と有意に高かった.
　スウェーデンの3施設で棘突起間スペーサー50例と除圧術50例を2年間比較した RCT[2] では，腰痛ならびに下肢痛 VAS，SF36，ZCQ の改善，周術期併発症の発生率は両群とも同等であったが，再手術の頻度は除圧群6％に対し X-STOP® 群は26％と有意に高かった.

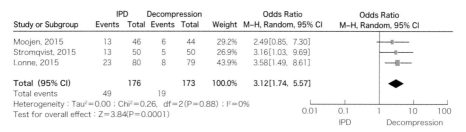

図4　再手術率．スペーサー単独 vs. 除圧単独

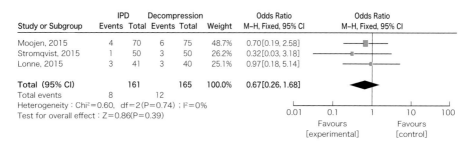

図5　併発症率　スペーサー単独 vs. 除圧単独

　ノルウェーにおいて低侵襲除圧術を施行した41例と棘突起間スペーサー40例を術後6週の早期から2年間比較検討したRCT[3]（資金提供なし）では，ZCQ，ODI，EQ-5D，腰痛ならびに下肢痛numerical rating scale（NRS）の改善，周術期併発症の発生率は両群とも同等であったが，再手術率は除圧群4.9%に対しスペーサー群は25%と有意に高かった．

　今回行ったメタアナリシスの結果，腰痛（図1），機能障害（図3），併発症率（図5）には有意差はなく，下肢痛（図2）でごくわずかにIPD群が低かったが，VASで2.7/100 mmというわずかな差であり臨床的には同等と考えられる．一方で再手術率は除圧群の2倍以上であった（図5）．

　2018年のシステマティックレビュー，メタアナリシス[4]では，棘突起間スペーサーは除圧術と比較してほぼ同等の疼痛，機能改善が得られるという低いエビデンスがあるものの再手術率が高く，費用対効果も低いため，慎重に適応を判断するべきであると結論づけた．この論文でレビューされた費用対効果に関する2編のRCTのうち，ノルウェーにおけるRCT[5]では低侵襲除圧41例と棘突起間スペーサー40例を比較検討し，登録症例数180例の予定であったが，棘突起スペーサーの再手術率が33%と極めて高いため途中で中止された．中止までの結果では棘突起スペーサーは低侵襲除圧術よりも2,832ユーロ（95%信頼区間1,886〜3,778）余分に費用がかかり，質調整生存年（QALY）0.11（95%信頼区間 −0.01〜0.23），増分費用対効果（ICER）25,700ユーロであった．棘突起スペーサーは低侵襲除圧術と比較し，余分なコストが必要な上に極めて再手術率が高いため費用対効果は低いと結論づけた．もう一方のオランダの5施設でのRCT[6]では，除圧術79例と棘突起間スペーサー80例が比較検討され，臨床成績は同等であったが棘突起間スペーサーのコストは3,030ユーロ（95%信頼区間561〜5498）高く，こちらも棘突起間スペーサーの費用対効果は低いと結論づけられている．

文献

1）Moojen WA, Arts MP, Jacobs WC, et al. IPD without bony decompression versus conventional surgical decompression for lumbar spinal stenosis: 2-year results of a double-blind randomized controlled trial. Eur Spine J 2015; **24**: 2295-2305.

2) Stromqvist BH, Berg S, Gerdhem P, et al. X-stop versus decompressive surgery for lumbar neurogenic intermittent claudication: randomized controlled trial with 2-year follow-up. Spine 2013; **38**: 1436-1442.

3) Lonne G, Johnsen LG, Rossvoll I, et al. Minimally invasive decompression versus x-stop in lumbar spinal stenosis: a randomized controlled multicenter study. Spine 2015; **40**: 77-85.

4) Poetscher AW, Gentil AF, Ferretti M, et al. Interspinous process devices for treatment of degenerative lumbar spine stenosis: A systematic review and meta-analysis. PLoS One 2018; **13**: e0199623.

5) Lonne G, Johnsen LG, Aas E, et al. Comparing cost-effectiveness of X-Stop with minimally invasive decompression in lumbar spinal stenosis: a randomized controlled trial. Spine 2015; **40**: 514-520.

6) Elske Van Den Akker-Van Marle M, Moojen WA, Arts MP, et al. Interspinous process devices versus standard conventional surgical decompression for lumbar spinal stenosis: cost-utility analysis. Spine J 2016; **16**: 702-710.

Clinical Question 12-1-(3)

腰部脊柱管狭窄症に対する棘突起間スペーサーは固定術よりも有用か

推奨			
推奨文	推奨度	合意率	エビデンスの強さ
●椎弓スペーサーと固定術を比較した質の高い論文はなく，その有用性は不明といわざるを得ず，明確な推奨はできない．	明確な推奨ができない	85%	D

【作成グループにおける，推奨に関連する価値観や好み】
　本CQに対する推奨の作成においては，併発症，再手術の頻度，費用対効果，利益相反の有無を重視した．

【推奨の強さに影響する要因】
　　◉アウトカム全般に関する全体的なエビデンスが強い
　　　■　2：いいえ
　　　　説明：2編のランダム化比較試験（RCT）があるがエビデンスレベルが低い．
　　◉益と害とのバランスが確実（コストは含めない）
　　　■　2：いいえ
　　　　説明：棘突起間スペーサーと固定術で同等の成績が得られるとすれば有用であるが，現在報告されているRCTでは確実とはいえない．
　　◉患者の価値観や好み，負担の確実さ
　　　■　2：いいえ
　　　　説明：棘突起間スペーサーは固定術に比較して低侵襲であるため，全身状態が不良の患者などではよい適応となる可能性があるが，現時点では明確な推奨ができない．
　　◉正味の利益がコストや資源に十分見合ったものかどうか
　　　■　2：いいえ
　　　　説明：現時点では明確な推奨ができない．

【エビデンスの強さ】
　　　■　D：効果の推定値がほとんど確信できない非常に弱い
【推奨の強さ】
　　　■　明確な推奨を提示しない

　第1回目の投票で「行わないことを推奨する」15%，「明確な推奨を提示しない」85%であり，本ガイドラインとしては現時点ではエビデンスの高いRCTがなく，明確な推奨ができない．

○解説○

　棘突起間スペーサー単独と除圧固定術を比較したRCTは2編報告されている（図1～5）．
　エジプトにおけるRCT[1]では，棘突起間スペーサー（X-STOP®）を用いた制動術30例と椎弓根スクリューを用いた固定術30例を2年間比較した（資金提供の有無記載なし）．腰痛ならびに下肢痛VAS，ODIの改善，再手術に有意差はなく，固定術に比べてスペーサー群の術後併発症は有意に少なかった（10% vs. 47%）．

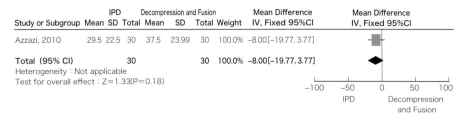

図1 腰痛. 棘突起間スペーサー単独 vs. 除圧固定術

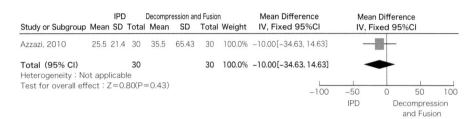

図2 下肢痛. 棘突起間スペーサー単独 vs. 除圧固定術

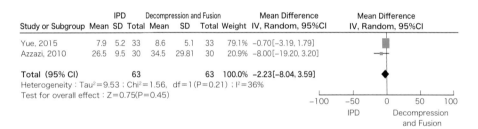

図3 ODI. 棘突起間スペーサー単独 vs. 除圧固定術

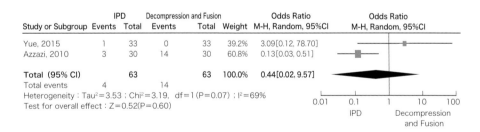

図4 併発症. 棘突起間スペーサー単独 vs. 除圧固定術

　中国における RCT[2] では, 棘突起間スペーサー (Wallis®) 33例と PLIF 33例を1年以上比較し (資金提供なし), ODI, 日本整形外科学会腰痛疾患治療成績判定基準の改善, 併発症の頻度, 再手術の頻度に有意差がなかった. ただし, 除圧固定術の成績自体が不良で日本整形外科学会腰痛疾患治療成績判定基準が平均13点から15点へ改善しているのみであった.

　今回行ったメタアナリシスの結果, 腰痛(図1), 下肢痛(図2), 機能障害(図3), 併発症(図4), 再手術率(図5)いずれも棘突起間スペーサーと除圧固定術は同等という結果であった.

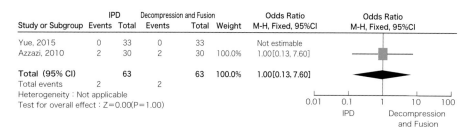

図 5　再手術率．棘突起間スペーサー単独 vs. 除圧固定術

　しかしながら両論文とも COI や RCT の手法の記載が不十分でエビデンスレベルが低い．固定術の成績自体が従来の報告よりも不良であることも問題であり，今後の検討が必要である．

文献

1）Azzazi A, Elhawary Y. Dynamic stabilization using X-stop versus transpedicular screw fixation in the treatment of lumbar canal stenosis; Comparative study of the clinical outcome. Neurosurg Q 2010; **20**: 165-169.
2）Yue Z-J, Liu R-Y, Lu Y, et al. Middle-period curative effect of posterior lumbar intervertebral fusion (PLIF) and interspinous dynamic fixation (Wallis) for treatment of L45 degenerative disease and its influence on adjacent segment degeneration. Eur Rev Med Pharmacol Sci 2015; **19**: 4481-4487.

2. 椎弓根スクリュー

Clinical Question 12-2

腰部脊柱管狭窄症に対する椎弓根スクリューを用いた制動術は保存治療，除圧術，除圧固定術よりも有用か

推奨			
推奨文	推奨度	合意率	エビデンスの強さ
●椎弓根スクリューを用いた制動術の RCT は 1 編のみで質の高い論文ではなく，その有用性は不明であるため，明確な推奨はできない．	明確な推奨ができない	92%	D

【作成グループにおける，推奨に関連する価値観や好み】

　本 CQ に対する推奨の作成においては，併発症，再手術の頻度，費用対効果，利益相反の有無を重視した．

【推奨の強さに影響する要因】

　◉アウトカム全般に関する全体的なエビデンスが強い

　　■　2：いいえ

　　　説明：1 編の RCT があるがエビデンスレベルが低い．

　◉益と害とのバランスが確実（コストは含めない）

　　■　2：いいえ

　　　説明：1 編の RCT があるがエビデンスレベルが低い．

　◉患者の価値観や好み，負担の確実さ

　　■　2：いいえ

　　　説明：現時点では明確な推奨ができない．

　◉正味の利益がコストや資源に十分見合ったものかどうか

　　■　2：いいえ

　　　説明：現時点では明確な推奨ができない．

【エビデンスの強さ】

　　■　D：効果の推定値がほとんど確信できない

【推奨の強さ】

　　■　明確な推奨を提示しない

　投票では「行わないことを提案する」8％，「明確な推奨を提示しない」92％であり，明確な推奨を提示しないことと決定した．

○解説○

　ドイツで行われた RCT [1] では PLIF 14 例と dynamic hybrid instrumentation 15 例を 3 年間比較し，症状的には両群とも改善したが，Dynesys system® ではインプラントの破損が 14 例中 3 例（21.4％）

にみられ，通常の rod による固定術よりも破損が多かった[1].

　RCT がこの 1 編しかないため今回は明確な推奨は出せないが，慎重に使用する必要がある．なお，現在も flexible rod など新しいシステムが開発され，臨床でも使用されている．将来的には有用な治療法となる可能性があるものの現時点では RCT がなく明確な推奨は難しい．さらなる今後の研究に期待したい．

文献

1) Herren C, Simons RM, Bredow J, et al. Posterior lumbar interbody fusion versus dynamic hybrid instrumentation: a prospective randomized clinical trial. World Neurosurg 2018; **117**: e228-e237.

Clinical Question 13

腰部脊柱管狭窄症に対して低侵襲脊椎手術は従来法よりも有用か

推奨			
推奨文	推奨度	合意率	エビデンスの強さ
●腰部脊柱管狭窄症(LSS)に対して低侵襲脊椎手術は従来法よりも医原性不安定性出現の抑制や腰痛の抑制，出血量の低減に有用である可能性があり，行うことを提案する．	2	77%	C

補足

①低侵襲脊椎手術は ADL や QOL，下肢痛，歩行機能の改善など患者にとって重要なアウトカムでは有用性は示されておらず，X 線被曝量は多い可能性がある．

②低侵襲脊椎手術の定義について完全な合意は得られていない．

【作成グループにおける，推奨に関連する価値観や好み】

　本 CQ に対する推奨の作成にあたっては，腰部脊柱管狭窄症(LSS)治療のなかでも疼痛や ADL/QOL，身体機能を改善できる治療法か否か，さらには有害事象や侵襲度，医療経済効果を重要視した．

【推奨の強さに影響する要因】

　⊙アウトカム全般に関する全体的なエビデンスが強い

　　■ 2：いいえ

　　　説明：エビデンスは弱い．

　⊙益と害とのバランスが確実（コストは含めない）

　　■ 2：いいえ

　　　説明：有害事象に差はないが，明確な益が十分に証明されていない．

　⊙患者の価値観や好み，負担の確実さ

　　■ 1：はい

　　　説明：手術治療の選択の際に患者は低侵襲性を一様に求めるものと思われる．

　⊙正味の利益がコストや資源に十分見合ったものかどうか

　　■ 2：いいえ

　　　説明：保険診療で一般的な病院で実施可能であるが，コストに関する論文は見当たらずエビデンスに乏しい．

【エビデンスの強さ】

　　■ C：効果の推定値に対する確信は限定的である

【推奨の強さ】

　　■ 2：行うことを提案する

　1回目の投票（総投票数13)で「行うことを推奨する」が8％，「行うことを提案する」が77％，「行わないことを提案する」が8％，「明確な推奨を提示しない」が8％であった．

○解説○

　低侵襲脊椎手術とは脊椎および周囲組織への損傷をできるだけ低減させる手術治療である．その目的は手術時間短縮，低出血量，低被曝量，創痛軽減，ADL再獲得期間短縮，入院期間短縮，併発症発生率低減が主であるが，真の目的はこれら低侵襲手術技術を患者にとって重要なアウトカムである疼痛やADL/QOL，身体機能の改善につなげることである．それらを達成するために組織侵襲を低減する試みが，手術技術［皮膚切開長，軟部組織剝離範囲，骨軟部組織切除量，アプローチ（筋間など），スクリュー設置手技（経皮的など）など］の工夫と，手術機器［顕微鏡，内視鏡，全内視鏡，イメージ，ナビゲーション，術中CT（移動式含む），ロボットなど］の改良でなされている．また，違った観点からの低侵襲化の試みとして，病態解明の発展による手術適応の最適化により，固定術から除圧術への変更や手術範囲の限定（除圧・固定椎間数の低減，脊柱管内外側病態へのピンポイント手術）もなされている．以上，手術の技術と機器，適応の3領域から，それぞれの組み合わせで無数の術式が存在するのが現状である．

　本CQ 13では，低侵襲手術に関する論文が一次選択で136文献抽出され，最終的に採用されたものは42文献［Cochraneレビュー1編，メタアナリシス3編，システマティックレビュー3編，ランダム化比較試験（RCT）7編，その他介入研究8編，観察研究20編］となった．これに既存の診療ガイドライン1つ（検索文献対象外）を参考に評価を行った．まず除圧術（30編）と固定術（12編）に分けて評価した．

　それぞれ内容を吟味した結果，前述の現状を反映し無数の術式コンセプトが存在しており，低侵襲術式間の比較論文が大半であるため，まず従来法の定義を検討した．『脊椎脊髄病用語辞典（第6版）』にあるMISの定義「minimally invasive surgery 最小侵襲手術：同じ目的を達成するために行われるopen surgeryよりも低侵襲で行われる手術の総称」と，Cochraneレビュー[1]で従来法として laminectomy（全椎弓切除術）を採用していることを参考に，従来法を除圧術では全椎弓切除術，固定術ではopen surgeryとし，低侵襲手術はそれ以外として評価を行った．

1．除圧術

　除圧術を対象とした論文としてCochraneレビュー1編，メタアナリシス2編，システマティックレビュー3編，RCT 7編，観察研究17編が抽出された．うちバイアスリスクが高いと判断されたRCT 1編[2]は除外した．Cochraneレビュー（2014年6月までのRCT 10編）以降に3つのRCTがあったが，評価項目記載不足（グラフのみの結果，改善量のみの記載）のRCT 1編[3]，full endoscopic decompressionとカスパー開創器を用いた顕微鏡下 bilateral laminotomy（正中後方要素温存）のRCT 1編[4]，biportal endoscopic spine surgeryと顕微鏡 tubular unilateral laminotomyのRCT 1編[5]であったためメタアナリシスを施行していない．Cochraneレビュー[1]では，後方要素温存部分椎弓切除術は全椎弓切除術と比して総じて差がないという結果であった．医原性の不安定性出現が少ない可能性や，術後の腰痛が後方温存で少ない可能性があるが，エビデンスレベルは低いか極めて低いとされた．メタアナリシス2編[6,7]とシステマティックレビュー3編[8〜10]では，すべりの進行抑制（＝術後不安定性）［3編で報告］，再手術（固定追加）の低減（2編），手術時間短縮（2編），出血量低減（2編），入院期間短縮（2編），術後腰痛の改善（1編）の効果が報告されたが，採用論文に後ろ向き研究が多く混じっており，加えてそれぞれの低侵襲手術の定義が著しく異なるためエビデンスレベルは極めて低いと考えられた．観察研究の定性的システマティックレビューを行ったが，ほとんどのアウトカム（疼痛やADL/QOL，身体機能，有害事象や侵襲度）で差がなかった．コストに関しては，LSS 54例に対する tubular と open の片側椎弓切除術比較[11]で，2年間追跡における獲得質調整生存年（QALY）は両群とも0.72と同等であり，コストは tubular 群で23,109

ドル，open 群で 25,420 ドルと有意差がなく，費用対効果は同等であった．

　総じて低侵襲除圧術の有用性に関してエビデンスは低く，明らかには有用とはいえないのが現状である．今後，エビデンスを得るには手技・器具・比較対象の統一性を図った質の高い RCT が求められる．

2. 固定術

　固定術を対象とした論文としてメタアナリシス 1 編，比較臨床試験（CCT）2 編，観察研究 9 編が抽出された．また，既存の診療ガイドラインに該当 CQ が存在した．メタアナリシス[12] は症例集積研究のみを採用しているためエビデンスが低いと判断した．CCT 2 編[13, 14] で新たにメタアナリシスを行った．結果，有意な差があったアウトカムとして，出血量が MIS 固定で少なく，被曝量（透視時間）は MIS 固定で長かった（図 1 〜 3）．

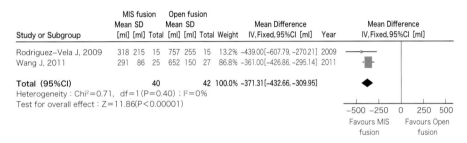

図 1　術中出血量（mL）は MIS 固定で有意に少ない

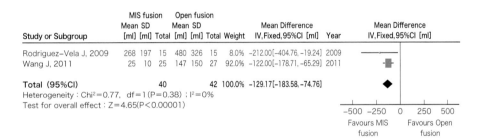

図 2　術後出血量（mL）は MIS 固定で有意に少ない

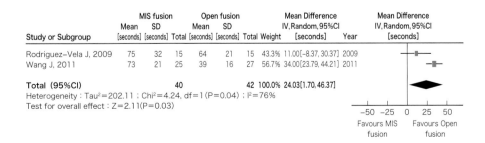

図 3　術中透視時間（秒）は MIS 固定で有意に長い

そのほか，疼痛，ADL/QOL，身体機能（歩行），有害事象において差があるとはいえなかった．医療経済に関する研究は渉猟し得なかった．また，観察研究の定性的システマティックレビューを行ったが，各アウトカムにおいて差がなかった．NASS が 2014 年に公表した腰椎変性すべり症のガイドラインにおいて MIS 固定と open 固定は level Ⅲ の比較研究が 4 つあるが，術式間の差に関しての結果は一定ではなく結論できないと述べられている [15]．NASS ガイドラインには今後の課題として，RCT の実施が必要であること，さらには根本的に低侵襲脊椎手術の定義を明確化することが必要であると明記されている．

除圧術および固定術の両領域にいえることであるが，低侵襲脊椎手術の有用性に関して，大部分のアウトカムでは従来法との有用性の差は示されず，有用な可能性があるアウトカムは出血量，医原性不安定性出現，腰痛の抑制など限定的といわざるを得ない．低侵襲脊椎手術の定義の策定が最も大きな課題であり，エビデンス創出に向けては，妥当性のある比較術式を選定したうえで，良質な RCT の遂行が必要である．

文献

1) Overdevest GM, Jacobs W, Vleggeert‐Lankamp C, et al. Effectiveness of posterior decompression techniques compared with conventional laminectomy for lumbar stenosis. Cochrane Database Syst Rev 2015: CD010036.
2) Usman M, Ali M, Khanzada K, et al. Unilateral approach for bilateral decompression of lumbar spinal stenosis: a minimal invasive surgery. J Coll Physicians Surg Pak 2013; **23**: 852-856.
3) Mobbs RJ, Li J, Sivabalan P, et al. Outcomes after decompressive laminectomy for lumbar spinal stenosis: comparison between minimally invasive unilateral laminectomy for bilateral decompression and open laminectomy: clinical article. J Neurosurg Spine 2014; **21**: 179-186.
4) Komp M, Hahn P, Oezdemir S, et al. Bilateral spinal decompression of lumbar central stenosis with the full-endoscopic interlaminar versus microsurgical laminotomy technique: a prospective, randomized, controlled study. Pain Physician 2015; **18**: 61-70.
5) Kang T, Park SY, Kang CH, et al. Is biportal technique/endoscopic spinal surgery satisfactory for lumbar spinal stenosis patients?: a prospective randomized comparative study. Medicine (Baltimore) 2019; **98**: e15451.
6) Scholler K, Alimi M, Cong GT, et al. Lumbar spinal stenosis associated with degenerative lumbar spondylolisthesis: a systematic review and meta-analysis of secondary fusion rates following open vs minimally invasive decompression. Neurosurgery 2017; **80**: 355-367.
7) Phan K, Mobbs RJ. Minimally invasive versus open laminectomy for lumbar stenosis: a systematic review and meta-analysis. Spine 2016; **41**: E91-E100.
8) Overdevest G, Vleggeert-Lankamp C, Jacobs W, et al. Effectiveness of posterior decompression techniques compared with conventional laminectomy for lumbar stenosis. Eur Spine J 2015; **24**: 2244-2263.
9) Ng KKM, Cheung JPY. Is minimally invasive surgery superior to open surgery for treatment of lumbar spinal stenosis? A systematic review. J Orthop Surg (Hong Kong) 2017; **25**: 2309499017716254.
10) Guha D, Shamji MF, Heary RF, et al. Iatrogenic spondylolisthesis following laminectomy for degenerative lumbar stenosis: systematic review and current concepts. Neurosurg Focus 2015; **39**: E9.
11) Parker SL, Adogwa O, Davis BJ, et al. Cost-utility analysis of minimally invasive versus open multilevel hemilaminectomy for lumbar stenosis. J Spinal Disord Tech 2013; **26**: 42-47.
12) Wu RH, Fraser JF, Hartl R. Minimal access versus open transforaminal lumbar interbody fusion: meta-analysis of fusion rates. Spine 2010; **35**: 2273-2281.
13) Rodriguez-Vela J, Lobo-Escolar A, Joven-Aliaga E, et al. Perioperative and short-term advantages of mini-open approach for lumbar spinal fusion. Eur Spine J 2009; **18**: 1194-1201.
14) Wang J, Zhou Y, Zhang ZF, et al. Minimally invasive or open transforaminal lumbar interbody fusion as revision surgery for patients previously treated by open discectomy and decompression of the lumbar spine. Eur Spine J 2011; **20**: 623-628.
15) North American Spine Society. Diagnosis and treatment of degenerative lumbar spondylolisthesis. 2nd ed. 2014. Available at: https://www.spine.org/ResearchClinicalCare/QualityImprovement/ClinicalGuidelines.aspx

Clinical Question 14

超高齢者の腰部脊柱管狭窄症に対する手術治療は有用か

推奨			
推奨文	推奨度	合意率	エビデンスの強さ
● 80歳以上の超高齢者であっても腰部脊柱管狭窄症に対する手術治療は臨床症状の改善をもたらし，有用であるため，行うことを提案する．	2	85%	C

【作成グループにおける，推奨に関連する価値観や好み】

　本CQに対する推奨の作成にあたっては，日本整形外科学会腰痛疾患治療成績判定基準などを用いた術後成績および周術期ならびに術後併発症を重視した．

【推奨の強さに影響する要因】

　⊙アウトカム全般に関する全体的なエビデンスが強い

　　■　2：いいえ

　　説明：採用された論文はすべて後ろ向き調査に基づいたものである．超高齢者であっても腰部脊柱管狭窄症に対する手術治療は有用であるといえる．ただし手術に伴う併発症も報告されている．除圧術および固定術のどちらが有用であるかはいまだ結論が出ていない．

　⊙益と害とのバランスが確実（コストは含めない）

　　■　2：いいえ

　　説明：手術は患者の歩行距離を伸ばし，ADLを改善する効果がある．一方，周術期の併発症（死亡，硬膜損傷，創感染，肺塞栓，肺炎，心筋梗塞，腎障害，尿路感染，せん妄など）も報告されている．

　⊙患者の価値観や好み，負担の確実さ

　　■　2：いいえ

　　説明：これまでの文献には記載がない．患者および家族の意向は大きくばらつくと思われる．

　⊙正味の利益がコストや資源に十分見合ったものかどうか

　　■　2：いいえ

　　説明：これまでの文献には記載がなく，これを判断する材料がない．

【エビデンスの強さ】

　　■　C：効果の推定値に対する確信は限定的である

【推奨の強さ】

　　■　2：行うことを提案する

　1回目の投票（総投票数13）で「行うことを推奨する」が15%，「行うことを提案する」が85%であった．

○解説○

　検索された文献はすべて後ろ向きの研究で行われたものであり，前向き研究はなかった．高齢者

89

の手術は本邦では増加傾向にあることを示す論文があった[1].

1. 手術成績

　手術成績は歩行能力，日本整形外科学会腰痛疾患治療成績判定基準，日本整形外科学会腰痛疾患治療成績判定基準改善率，Oswestry Disability Index（ODI），健康関連 QOL スコア（SF-36），Roland-Morris Disability Questionnaire（RDQ），EuroQol 5 Dimension（EQ-5D），腰痛 ［numerical rating scale（NRS），visual analog scale（VAS）］，下肢痛（NRS，VAS），患者満足度によって評価されていた．また，手術における手術時間，出血量，入院日数，臥床期間，在院日数を比較している論文もあった．

1）80 歳未満の患者との比較

　80 歳未満の患者をコントロールとして 80 歳以上の患者（超高齢者）の手術成績を比較して論じている論文が 9 つあった[2～10]．術式は除圧術が主体であるが 2 つの論文は固定術を含んでいた[3,8]．日本整形外科学会腰痛疾患治療成績判定基準や改善率による評価では，超高齢者であってもコントロールと変わらず改善するとの報告が多かった[2,6,7,10]．一方，1 つの報告では日本整形外科学会腰痛疾患治療成績判定基準の改善率は超高齢者群で劣ると結論していた[8]（図 1）．

　ODI，EQ-5D，腰痛 NRS，下肢痛 NRS を用いた報告では，超高齢群とコントロール群で差はないとされていた[4]．また，RDQ は術後 6，12 ヵ月で改善したが，EQ-5D の不安／うつのスコアは術後 12 ヵ月で改善が認められなかったとする論文があった[5]．手術時間，出血量，入院日数，臥床期間，在院日数については超高齢者群とコントロール群で差はなかった[4,9,10]．

　除圧術と固定術の成績の差については，ランダム化比較試験（RCT）ではなく，2 つの術式の成績を高いエビデンスレベルで比較することはできない．後ろ向き研究での報告では除圧術 40 例と固定術 21 例を比較し，手術時間，出血量，在院日数は固定術で長かったが，周術期併発症，日本整形外科学会腰痛疾患治療成績判定基準改善率，歩行能力に術式間で差はなかった[11]．また，固定術を施行した場合，超高齢者であっても 21 例の全例で骨癒合は認められ，超高齢者で骨癒合が劣っているという報告はなかった[12]．

2. 手術併発症

　超高齢者では ASA-PS（anesthesiologists physical status）が高く，術前より全身的な問題を有する症例は多い[6]．手術併発症としては死亡率が 0.02 ～ 0.8％であった[13,14]．また，術中の併発症として硬膜損傷，血腫，創感染があり，再手術を要した症例も報告されていた[8,15]．さらに術後せん妄が 99 例中 9 例で多かったとする論文もあった[14]．6 つの論文のメタアナリシスの結果によると，超高齢者群ではコントロール群に比較して術後併発症が多かった[3,4,7,9,14,16]（図 2）．術後せん妄を

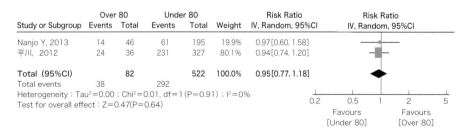

図 1　日本整形外科学会腰痛疾患治療成績判定基準
改善率 75％以上の症例には差はなかった．

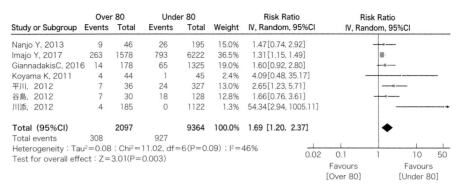

図2　併発症の発生の有無

高齢者で明らかに併発症が多かった.

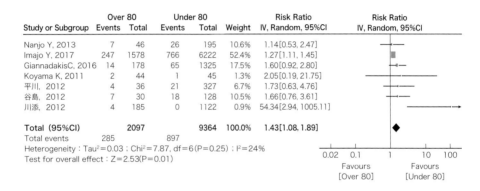

図3　せん妄を除いた併発症の発生の有無

高齢者で多かった.

除いた併発症の有無でも高齢者の併発症が多かった（図3）.

　超高齢者であっても腰部脊柱管狭窄症に対する手術（主に除圧術）は良好な臨床成績をもたらし，有用な治療法であるといえる．ただし周術期および術後併発症に注意すべきである[2〜8, 10〜13, 15〜21].

文献

1) 相澤俊峰，田中靖久，日下部隆ほか．超高齢化に伴う脊椎外科手術数の変化．J Spine Res 2018; **9**: 125-130.
2) Nanjo Y, Nagashima H, Dokai T, et al. Clinical features and surgical outcomes of lumbar spinal stenosis in patients aged 80 years or older: a multi-center retrospective study. Arch Orthop Trauma Surg 2013; **133**: 1243-1248.
3) Imajo Y, Taguchi T, Neo M, et al. Complications of spinal surgery for elderly patients with lumbar spinal stenosis in a super-aging country: An analysis of 8033 patients. J Orthop Sci 2017; **22**: 10-15.
4) Giannadakis C, Solheim O, Jakola AS, et al. Surgery for lumbar spinal stenosis in individuals aged 80 and older: a multicenter observational study. J Am Geriatr Soc 2016; **64**: 2011-2018.
5) Ulrich NH, Kleinstuck F, Woernle CM, et al. Clinical outcome in lumbar decompression surgery for spinal canal stenosis in the aged population: a prospective Swiss multicenter cohort study. Spine 2015; **40**: 415-422.
6) Koyama K, Hatta Y, Sakamoto A, et al. The efficacy of muscle-preserving interlaminar decompression (MILD) for lumbar spinal canal stenosis in elderly patients-a comparison between patients above 80 years of age and below 60 years of age-. J Spine Res 2011; **2**: 359-363.
7) 平川　敬，内田　仁，矢渡健一ほか．【80歳以上の脊椎疾患の治療戦略】腰部脊柱管狭窄症に対して観血的治療を行った80歳以上の症例についての検討．J Spine Res 2012; **3**: 787-790.

8）谷島伸二，持田　茂，深田　悟ほか．【80 歳以上の脊椎疾患の治療戦略】80 歳以上の腰部脊柱管狭窄症に対する手術症例の検討．J Spine Res 2012; **3**: 791-793.

9）川添泰臣，富村奈津子，鮫島浩司ほか．【80 歳以上の脊椎疾患の治療戦略】80 歳以上の腰部脊柱管狭窄症患者に対する手術．J Spine Res 2012; **3**: 794-798.

10）林田達郎，小倉　卓，藤原靖大ほか．80 歳以上の腰部脊柱管狭窄症の周術期における臨床経過について．中部整災誌 2012; **55**: 895-896.

11）斧出絵麻，松村　昭，林　和憲ほか．80 歳以上の腰部脊柱管狭窄症の手術成績　除圧術 vs 固定術．整・災外 2015; **58**: 229-232.

12）毛利年一，林　潤三，大西厚範ほか．80 歳以上の高齢者に対する後方進入腰椎椎体間固定術．中部整災誌 2012; **55**: 735-736.

13）Bouloussa H, Alzakri A, Ghailane S, et al. Is it safe to perform lumbar spine surgery on patients over eighty five? Int Orthop 2017; **41**: 2091-2096.

14）堀内秀樹，尾形直則，森野忠夫ほか．【80 歳以上の脊椎疾患の治療戦略】80 歳以上の高齢者に対する脊椎手術における合併症の検討．J Spine Res 2012; **3**: 811-814.

15）大田　亮，田中信弘，安達伸生．【高齢者（75 歳以上）の運動器変性疾患に対する治療】脊椎の変性疾患に対する高齢者治療　胸腰仙椎変性疾患　変形性腰椎症・腰部脊柱管狭窄症　80 歳以上の高齢者腰部脊柱管狭窄例に対する後方除圧術の治療成績．別冊整形外 2017; **72**: 100-104.

16）Onda S, Kaneko K, Kanayama M, et al. Peri-operative complications of lumbar spine surgery in patients over eighty five years of age: a retrospective cohort study. Int Orthop 2018; **42**: 1083-1089.

17）Rihn JA, Hilibrand AS, Zhao W, et al. Effectiveness of surgery for lumbar stenosis and degenerative spondylolisthesis in the octogenarian population: analysis of the Spine Patient Outcomes Research Trial (SPORT) data. J Bone Joint Surg Am 2015; **97**: 177-185.

18）Antoniadis A, Ulrich NH, Schmid S, et al. Decompression surgery for lumbar spinal canal stenosis in octogenarians; a single center experience of 121 consecutive patients. Br J Neurosurg 2017; **31**: 67-71.

19）Gerhardt J, Bette S, Janssen I, et al. Is Eighty the new sixty? outcomes and complications after lumbar decompression surgery in elderly patients over 80 years of age. World Neurosurg 2018; **112**: e555-e560.

20）吉田正一，武内晴明，高良　健ほか．【80 歳以上の脊椎疾患の治療戦略】80 歳以上の高齢者に対する内視鏡下椎弓切除術の検討．J Spine Res 2012; **3**: 778-781.

21）大田　亮，田中信弘，中西一義ほか．【80 歳以上の脊椎疾患の治療戦略】当科における 80 歳以上の高齢者腰部脊柱管狭窄症に対する手術成績．J Spine Res 2012; **3**: 782-786.

第5章　手術後の予後

Background Question 7

腰部脊柱管狭窄症で術後に遺残しやすい症状は何か

要約

● 術前に安静時の下肢しびれを有するものは術後の下肢しびれ，歩行障害が残存しやすい.

● 糖尿病を有する場合は下肢痛，しびれが残存しやすい.

● 下肢のこむら返り（leg cramp）は腰部脊柱管狭窄症患者において併存する頻度が高い症状であるが，手術により改善が得られるかは一定の見解は得られていない.

○解説○

　手術治療後に改善しにくい症状は患者満足度に大きく影響するため，術前の十分な説明によりインフォームド・コンセントを得ることが重要である.

　Hara らは，腰椎除圧術術後 2 年経過観察が可能であった腰部脊柱管狭窄症 89 例を対象に，日本整形外科学会腰痛治療成績判定基準を用いた評価で，術後の下肢症状の日本整形外科学会腰痛疾患治療成績判定基準は改善したが，27 例（30.3％）に下肢痛 / しびれが，13 例（14.6％）に歩行障害が術後に残存し，また術前の安静時のしびれ（オッズ比 85.6，95％信頼区間 15.9〜1603.1）は残存する下肢痛/ しびれと関連すること，さらに，術前の安静時のしびれ（オッズ比 4.5，95％信頼区間 1.2〜23.2）と下垂足（オッズ比 11.6，95％信頼区間 2.5〜59.1）は残存する歩行障害と関連することを報告した[1].

　山川らは，手術（椎弓切除術または部分的椎弓切除術）を施行した腰部脊柱管狭窄症 230 例を対象として，糖尿病（DM）合併群 57 例，非 DM 群 173 例の術後 2 年までの比較研究において 6 段階に分類した下肢しびれ・下肢痛スコアは術後 6 週，1 年，2 年の時点で DM 群では非 DM 群と比較して有意に高く，症状の程度が強かった. また，有意ではなかったものの術後 1 年，2 年の時点で術後 6 週より下肢症状スコアが悪化した割合は，非 DM 群と比較して DM 群で高い傾向があり，DM を合併した腰部脊柱管狭窄症患者に手術を行う場合には下肢しびれ，下肢痛が残存しやすいことについての十分な説明が必要であると報告している[2].

　Matsumoto らは，腰椎除圧術を施行した腰部脊柱管狭窄症 120 例と，一般集団 370 名をコントロールとして leg cramp の発生頻度を検討し，患者群では 70.8％，一般集団では 37.2％で，オッズ比は 4.6（95％信頼区間 2.87〜7.35）であった. leg cramp の有無による手術満足度，Oswestry Disability Index，Roland-Morris Disability Questionnaire，および歩行能力に有意な差はなかったが，術後（追跡期間 3.6 ± 1.9 年）に leg cramp が改善したのは 18.2％，不変が 45.5％，そして悪化が 26.1％であり，47.6％が日常生活に支障をきたしていた. このことから leg cramp は除圧術後にあまり改善しないと報告している[3].

　Ohtori らは，腰部脊柱管狭窄症 130 例（手術治療群 64 例，保存治療群 66 例）を対象として leg cramp に関する検討を行った. 術前 leg cramp の有症候率は手術治療群が 82.3％，保存治療群

52.8％で手術群において有意に高かった．腰痛・下肢痛の visual analog scale と日本整形外科学会腰痛評価質問票を用いた評価では，両群とも治療 3 ヵ月後に有意に改善した．治療 3 ヵ月後の時点で leg cramp の有症候率は手術治療群 45.1％，保存治療群 39.3％で，治療前と比較して手術群では有意に改善（$p = 0.027$）し，保存治療群では有意な差はなかった（$p = 0.122$）．手術治療群がより重症であるが，腰部脊柱管狭窄症患者において leg cramp の有症候率は高いこと，除圧術で leg cramp が改善することから，神経の圧迫が leg cramp の症状と関連していると結論づけている[4]．

　これらの報告では腰部脊柱管狭窄症患者で leg cramp の有症率が高いことでは一致しているが，leg cramp の機序はいまだ明確ではなく様々な疾患や病態が関連すると考えられていることから，腰部脊柱管狭窄症の症状であるのか併存症であるのか言及することができない．腰椎の手術治療による効果，つまり遺残するか否かに関しては一定の見解は得られていない．比較対照群が腰部脊柱管狭窄症に対する保存治療例と一般の集団であることからも単純な比較は困難であり，十分な観察期間や鑑別診断の評価を加味してのさらなる研究が必要である．

文献

1) Hara N, Oka H, Yamazaki T, et al. Predictors of residual symptoms in lower extremities after decompression surgery on lumbar spinal stenosis. Eur Spine J 2010; **19**: 1849-1854.
2) 山川淳一，尾鷲和也，尾山かおりほか．糖尿病を合併した腰部脊柱管狭窄症手術例における下肢しびれ遺残の検討　非糖尿病患者との比較．東北整災外会誌 2014; **57**: 39-41.
3) Matsumoto M, Watanabe K, Tsuji T, et al. Nocturnal leg cramps: a common complaint in patients with lumbar spinal canal stenosis. Spine 2009; **34**: E189-E194.
4) Ohtori S, Yamashita M, Murata Y, et al. Incidence of nocturnal leg cramps in patients with lumbar spinal stenosis before and after conservative and surgical treatment. Yonsei Med J 2014; **55**: 779-784.

Background Question 8

腰部脊柱管狭窄症の手術成績の予後不良因子は何か

要約

1. 術前因子と病態
1）術前症状
●長期の罹病期間に伴う腰下肢痛，安静時のしびれや腰痛が優位の場合，ADL/QOL障害が術後予後の改善を妨げる．
2）病態
●すべりや不安定性，脊柱変形，椎間孔狭窄は術後予後不良となりやすく，側弯のある患者ではCobb角が大きいほど術後に症状が残存する可能性が高い．
3）手術既往と術式
●腰椎手術既往歴，侵襲の高い複雑な固定術や人工膝関節置換術の既往は再手術や術後機能障害改善率の低下に関連する．
2. 術前検査（画像検査・その他）／脊椎パラメータと手術成績
1）MRI
●硬膜管断面積低値は術後の腰下肢痛の改善や満足度と関連するが，術後成績の予見に必ずしも直結しない．
●術前MRIにおける傍脊柱筋断面積の低下（＜8.5cm^2）は術後経過不良の指標となる．
2）電気生理学的検査
● MRIで描出されない神経障害を検出，術後機能障害を予見しうる
3）脊椎パラメータ
●矢状面アライメントが患者のQOL/ADLなどの予後に重要であることが示されている．
3. 生活習慣病・患者因子
1）基礎疾患／生活習慣病
●年齢，インスリン使用，および術前のADL低下は術後併発症の発生に関与し，コルチコステロイドの使用は術後併発症と再手術に関与する．
●びまん性特発性骨増殖症（diffuse idiopathic skeletal hyperostosis：DISH）は術後の症状増悪や隣接椎間障害による再手術と関連する．
●肥満患者では手術による改善効果は得られるものの非肥満患者に比べるとその効果は限定的で創部併発症をきたしやすい．
2）患者因子
●年齢は術後成績にかならずしも強い影響は及ぼさない．
●喫煙はADL，QOLの改善度を低下させ，術後の満足度に関連する可能性がある．
●術前後のうつ状態評価と治療を行うことが予後の改善に重要である．
4. 手術併発症と隣接椎間障害
1）手術併発症
●術中の硬膜損傷の発生率は7.0〜7.4％と報告され，高齢と高血圧が関連するが術後の予後不良に直結するというエビデンスは乏しい．
2）隣接椎間障害・再手術
●隣接椎間障害（ASD）の危険因子は年齢，頭側の隣接椎間の狭窄，および隣接椎間の同時除圧であり，再手術にいたる症候性ASDは20〜25％に生じうる．

○解説○

　手術患者の術後予後を予測しようという報告は多数みられ，病態が多岐にわたること（不安定
性や後側弯の存在など）や術式，および複数の相異なるアウトカム評価法を用いていることなどか
らすべての文献を通じて統一した見解を導き出すことは困難であるが，予後を構成する因子とし
て痛み，機能障害/QOL スコア，および併発症・再手術の 3 要素に大別された．それぞれの評価
方法として，痛みは visual analog scale（VAS），機能障害/QOL スコアは日本整形外科学会（JOA）
腰痛評価質問票，Oswestry Disability Index（ODI），健康関連 QOL スコア（SF-36），EuroQol-5
dimension（EQ-5D）などで評価されていた．その他，術前後の心理的評価と予後因子の関連，併
発症・再手術に関与する項目として周術期併発症や隣接椎間障害などの影響についての報告が中心
であった．これらの予後に関連する因子として術前の病態や生活習慣病，心理的因子，術前検査や
術式の検討についての報告がみられた．

1．術前因子と病態

1）術前症状

　Hara らによる術後患者 89 例の追跡調査によれば，術前の安静時のしびれは術後 2 年における下
肢痛/しびれの残存，および術前の安静時のしびれと下垂足は術後の歩行障害の残存する予測因子
として検出され，少なくとも下肢症状の残存を防ぐためには可及的早期に手術を行うことが推奨さ
れた [1]．一方で，Hermansen らのノルウェーでのレジストリ研究によれば腰部脊柱管狭窄症に対
して除圧術を行った 3,181 例において，術前の下肢痛の程度が強ければ術後 1 年の ODI は術前下
肢痛が弱い患者よりも有意に改善した [2]．さらにすべり症のない脊柱管狭窄症患者 9,051 例を対象
とした Sigmundsson らの報告によれば，術前に下肢痛より腰痛が優位な症例では術後 1 年と 2 年
の ODI で評価した術後成績が劣っていた [3]．腰椎除圧術を施行した 109 例を対象にした前向き研
究によれば，術前に 2 年以上持続する腰下肢痛と機能障害は，術後 1 年の成績不良因子であった．
また，術前 EQ-5D 低値は，術後 1 年の腰痛と下肢痛の程度に関連していた [4]．Lee らによる腰部
脊柱管狭窄症に対する手術症例 141 例の後ろ向き調査で，術前の変形性膝関節症の罹患，多椎間
手術，および術前の ODI 高値は，術後 1 年における ODI 値と関連していた [5]．さらに 1 年以上の
罹病期間（オッズ比 1.50，95％信頼区間 1.09〜2.05）が術後 1 年に下肢しびれの残存する関連因子と
して抽出された [6]．Kim らは，手術を施行した腰部脊柱管狭窄症患者 99 例において，術前に Pain
Sensitivity Questionnaire（PSQ）を用いて評価した疼痛感受性の高さが，除圧単独群では術後 18 時
間と 30 時間で術後腰痛 VAS 値と相関し，除圧固定群では術前腰痛 VAS 値が術直後から 18 時間以
内の術後腰痛 VAS 値と相関しており，術前の疼痛感受性が術後の疼痛を予見する指標となりうる
と報告した [7]．さらに，手術を施行した腰部脊柱管狭窄症患者において，術前の PSQ が高い群は
低い群と比し，有意に術後 1 年の腰痛が強く，ODI 値が高く機能障害の程度が強い [8]．また，術後
の ODI 値の不良は，PSQ スコア（オッズ比 1.289，95％信頼区間 1.028〜1.616）と関連した [9]．

2）病態

　Ikegami らによる腰部脊柱管狭窄症患者 208 例に対する後ろ向き調査によれば，術前に無症候性
椎間孔狭窄を認めた患者の 15.3％において，腰椎後方除圧術後平均 1.9 年で遅発性に発生した症候性
椎間孔狭窄に対する再手術を受けており，術前の狭窄高位における後方すべり（中間位のすべり：オッ
ズ比 3.27，95％信頼区間 1.31〜8.18，後屈位のすべり：オッズ比 5.03，95％信頼区間 1.77〜14.31）
が予測因子であった [10]．また，Takenaka らによる 493 例の術後 2 年における前向き調査では，伸
展時に 7.2％を超える不安定性を持つ腰椎後方すべりを伴う脊柱管狭窄症患者においては，後方支

持靫帯の除去と両側部分椎弓切除術の術後，椎間板ヘルニアを呈しやすく不良成績となった[11].

　Yagi らによる腰椎疾患手術症例 481 例を対象とした後ろ向き調査によれば，脊柱変形のある患者は，単純な腰椎すべり症と腰部脊柱管狭窄症よりも術後 2 年の時点でフレイルの割合を含む併発症が多かった[12]. Oba らによる腰部脊柱管狭窄症・腰椎椎間板ヘルニアに対する除圧術後 140 例において 6 ヵ月の時点で術前の変性側弯症と Cobb 角が大きいことが改善しない腰痛の予後不良因子であった[13].

3）手術既往と術式

　Deyo らは，腰椎手術既往歴のある患者では，腰椎固定術後 4 年の再手術率は 17.2 ％で，腰椎手術既往歴のない患者と比較して有意に多く，除圧術単独に対して侵襲の高い複雑な除圧固定術（オッズ比 1.56，95 ％信頼区間 1.26〜1.92）は再手術の関連因子であった[14]. また，腰椎手術患者における人工膝関節全置換術（TKA）の既往は術後 1 年における ODI 値悪化と関連した[5].

2. 術前検査（画像検査・その他）/ 脊椎パラメータと手術成績

1）MRI

　MRI における硬膜管断面積低値は術後 1 年の腰下肢痛と関連していた[4]. Mohammadi らによる，除圧術を施行した 150 例を対象とした検討で，術前 MRI 評価による狭窄比（SR）のカットオフ値が 0.52（感度 85.4 ％，特異度 77.4 ％）で歩行距離や Neurogenic Claudication Outcome Score（NCOS）よりも術後の患者満足度を予測する指標として優れていた[15]. 一方 Azimi らによる 96 例を対象にした術後 1 年成績と MRI での狭窄の程度に関連性はみられず[16]，必ずしも狭窄の程度が予後予測に直結しなかった. また，手術症例 66 例に対する前向き調査を行った Zotti らは，術前 MRI における傍脊柱筋断面積の減少（< 8.5 cm^2）は，腰椎除圧術後の ODI 不良と患者立脚型腰痛スコア不良の指標[17] になると報告した. Chen らによる腰部脊柱管狭窄症手術患者 93 例の後ろ向きに調査によると，MRI にて狭窄部位近傍に馬尾弛緩（redundant nerve root：RNR）を認めた群では，RNR を認めなかった群と比較して，術後の日本整形外科学会腰痛疾患治療成績判定基準の回復が有意に不良であった. ただし，RNR が術後の機能回復不良の因子か否かについてのエビデンスは示されていない[18].

2）電気生理学的検査

　Lee らは，腰部脊柱管狭窄症ないし腰椎椎間板ヘルニアと診断された 236 例に電気生理学的検査を行い，検出された神経根障害（オッズ比 3.563，95 ％信頼区間 1.406〜4.675）が術後成績不良に有意に関連するとした[19].

3）脊椎パラメータ

　近年では脊椎手術患者における骨盤を含む矢状面パラメータとその関係が脊椎脊髄疾患の臨床アウトカムに少なからぬ影響を与えると報告されている. 矢状面アライメントの指標として SVA（sagittal vertebral axis：第 7 頚椎椎体中央と仙骨後上縁を通る鉛直線間の距離であり体幹の前傾を示す指標）や腰椎前弯角（lumbar lordosis：LL），骨盤・仙骨の傾き（sacral slope：SS，pelvic tilt：PT）を測定し，脊椎パラメータが病態や術後成績にもたらす影響について諸家による解析が行われている. 矢状面アライメント不良例では，術後の転倒回数が多く QOL や ADL が低かった[20]. 一方，術後の健康関連 QOL に差がないとの報告[21] もある. また，術前の SVA が大きい症例は健康関連 QOL が低い[21] ことや，35°未満の SS では術後の機能障害が多い[22] ことが報告されている.

3．生活習慣病・患者因子

1）基礎疾患／生活習慣病

　Deyo らによる退役軍人に関する治療データベースから抽出した腰部脊柱管狭窄症術後患者 12,154 例を対象とした解析によれば，米国麻酔科学会全身状態分類（ASA，6 分類），年齢，各種固定術，糖尿病でインスリンの使用，コルチコステロイドの使用，および術前の身体機能低下が，術後併発症生命を脅かす併発症と 90 日以内の死亡を含む）の発生に関する独立した危険因子であった[23]．また，Hiratsuka らによる腰部脊柱管狭窄症患者 110 例における調査では，除圧術後 2 年で 6 例に追加固定手術が必要で，ステロイドの使用（オッズ比 14.65，95％信頼区間 2.21〜134.13）が再手術に関連する因子であった[24]．Nerland らは，除圧術を施行された腰部脊柱管狭窄症 1,735 例において，術後 12 ヵ月の時点で ODI が悪化したのは 151 例（8.7％）で，喫煙（オッズ比 2.10，95％信頼区間 1.42〜3.22），ASA の class 3 以上（オッズ比 1.80，95％信頼区間 1.07〜2.94），同一高位手術歴（オッズ比 2.00，95％信頼区間 1.18〜3.27），および他高位脊椎手術歴（オッズ比 2.10，95％信頼区間 1.19〜3.53）が関連すると報告している[25]．

a．心血管系因子

　Fujiwara らによる顕微鏡下除圧術 2,468 例における解析で，15 例（0.6％）に術後硬膜外血腫が発生し，術前高血圧（収縮期血圧 140 mmHg 以上，かつ／もしくは拡張期血圧 90 mmHg 以上）［オッズ比 22.905，95％信頼区間 3.122〜168.036］と術後 50 mL 未満のドレナージ排出（オッズ比 8.899，95％信頼区間 2.531〜141.115）が術後硬膜外血腫の危険因子であった[26]．

b．サルコペニア

　サルコペニアは，超高齢社会に突入したわが国の高齢者医療では，骨粗鬆症にならんで重要な評価指標であり，体幹・四肢筋量の減少とともに QOL/ADL 低下と死にもつながりうる廃用をもたらす．握力や四肢骨格筋量から判定したサルコペニアでは，術後の症状や症状の改善に影響を及ぼすという報告があるが[27,28]，予後不良因子の十分なエビデンスは乏しいことから，今後の研究が期待される．

c．びまん性特発性骨増殖症（DISH），骨性狭窄

　DISH では前縦靱帯を中心に広範な脊椎強直をきたす疾患である．Yamada らによる腰椎術後患者 1,063 例を対象にした後ろ向き調査では，10.8％が術後平均 8.6 年で再手術を受けていたが，そのうち腰部に及ぶ DISH［hazard ratio（HR）2.05，95％信頼区間 1.199〜3.503］が再手術の独立因子として関連していた[29]．Cheung らによる除圧術単独実施後 235 例に対する調査によれば，術後に隣接椎間への追加手術を受けた 21.7％の患者で，隣接椎間レベルの狭窄（オッズ比 3.93，95％信頼区間 1.10〜14.01）と除圧椎間数（オッズ比 2.69，95％信頼区間 1.00〜7.24）が隣接椎間障害による再手術の関連因子であると報告された[30]．

d．肥満

　肥満との関連については BMI［body mass index：体重（kg）/ 身長（m）^{2}］を用い，25 以上ないし 30 以上を肥満としてその影響が述べられている．WHO によれば BMI 25 以上が「肥満」，35 以上が「高度肥満」と定義されている．Rihn らによるレジストリデータ The Spine Patient Outcomes Research Trial（SPORT）に基づく報告によれば，腰部脊柱管狭窄症術後患者 486 例において肥満群は非肥満群に比し併発症や再手術率には有意差はみられなかったが，腰椎変性すべり症の肥満患者群は感染と再手術の割合が高く，SF-36 身体機能スコアの改善に乏しかった[31]．Burgstaller らによる除圧術を施行した腰部脊柱管狭窄症患者 656 例の調査によると，肥満患者 44 例において，肥満は腰下肢痛や機能障害の臨床的意義のある最小変化量（MCID）に関連しなかったが，術後 6，12 ヵ月で非肥満患者と比較するとその症状改善度は劣っていた[32]．さらに Giannadakis らによる

レジストリデータ調査によれば，腰部脊柱管狭窄症の手術を施行した1,473例で，肥満はODI改善の負の予測因子であった[33]．Elsayedらによる腰部脊柱管狭窄症に対して除圧術を行った101例を対象にした調査では，肥満は除圧術後12ヵ月においては症状や機能障害の術後成績に関連しなかった[34]．また，Knutssonらによる腰部脊柱管狭窄症手術症例2,633例に関する解析によれば，術後2年での腰痛・下肢痛，歩行能力およびQOLの改善を認めたものの，肥満（オッズ比1.7，95％信頼区間1.36〜2.19）は手術結果の不満と関連した[35]．一方，Sielatyckiらによる腰部脊柱管狭窄症手術（除圧単独および除圧固定術）症例602例の解析では，高度肥満は術後12ヵ月での成績増悪に関する独立した予後因子ではなかった[36]．Rafaelらによる後ろ向き調査によれば，腰椎後方固定を受けた手術患者732例のうち肥満患者70例では，非肥満者と比較して術後の併発症RR 2.14，95％信頼区間1.10〜4.16）と創部併発症（RR 3.11，95％信頼区間1.48〜6.52）の発生リスクが有意に高かった[37]．

2) 患者因子

a. 年齢

年齢が75歳以下（オッズ比4.03，95％信頼区間1.35〜12.02）と腰椎手術既往のない場合（オッズ比3.65，95％信頼区間1.13〜11.79）には術後の満足度が高かった[38]．また，85歳以上の高齢者でインストゥルメンテーション手術群と除圧術単独群で併発症の発生には有意な差は認めなかった[39]．現時点では，年齢は腰部脊柱管狭窄症の術後成績の予後不良因子として強い影響を持つものではないと考えられる．

b. 喫煙

Gulatiらによる825例の顕微鏡下腰椎除圧術患者に対するレジストリ調査によると，206例の喫煙者で術後1年ODIは非喫煙者に比し改善度は劣っていたが，併発症発生率，入院期間には有意差はなく，喫煙は術後1年のODIの負の関連因子であった[40]．また，Stienenらによる腰椎除圧単独症例172例を対象にした前向き観察研究によれば，術後平均4.5年の追跡期間で喫煙は腰痛や健康関連QOL指標の関連因子ではなかった[41]．Sandenらによるレジストリ調査に基づく4,555例の手術症例の解析によれば，術後2年の段階では喫煙者は非喫煙者より健康関連QOL指標やODI，SF-36，EQ-5Dなどにおける改善度に乏しく，喫煙は不満足（オッズ比1.79，95％信頼区間1.51〜2.12）と鎮痛薬の頻繁な使用（オッズ比1.86，95％信頼区間1.55〜2.23）に関連した[42]．

c. 心理的因子の関与

近年，慢性疼痛診療においては破局的・恐怖回避思考の関与が痛みの慢性化および難治化に関与すると報告されており，今回の文献群でもこれらを含む心理的因子の関与による術後症状についての報告が複数みられた．

神経除圧術を受けた腰部脊柱管狭窄症234例で，恐怖回避思考は術後6ヵ月と12ヵ月の成績に関連しなかった[43]．腰部脊柱管狭窄症で手術を施行された138例を対象としたKimらの報告では，Pain Catastrophising Scale（PCS）の高値群（PCS ≧ 25）と低値群（PCS < 25）の術後12ヵ月でのODIおよび腰下肢痛のVAS値には差はなかった[44]．

周術期を通じ患者の術後成績にかかわる要素として，術前後のうつ症状が関与すると報告する文献も多くみられた．一方で術後3ヵ月の腰下肢痛およびうつ症状は，術後2年の機能障害，症状の重症度および歩行障害に関連したという報告もある[45]．さらに術前のうつ症状のある患者では，術後1〜2年におけるODI低値を伴うADL障害や生活満足度の低下など，術後症状の絶対的な増悪傾向と有意な関連がみられた．このため術前後のうつ症状を評価し治療介入することが有効な手術成績の獲得につながると複数の報告で述べられている[46〜51]．また，うつ症状は治療成績の不良

に関連するが，実際に気分障害のない患者，およびうつ症状から回復した患者では術後2年における機能障害や歩行能力，症状の改善が良好であった[52]．術後10年の長期にわたる経過観察において，うつ症状は術後疼痛と機能低下の関連因子であった[53]．Sinikallioらによる腰椎除圧術を受けた腰部脊柱管狭窄症患者96例における調査では，術後3ヵ月のうつ状態は術後2年における疼痛と身体機能障害（ODI高値）と関連していた[54]．Adogwaらによる腰椎術後再手術症例150例を対象にした後ろ向きコホート研究によれば，隣接椎間障害，偽関節，および再発に対する再手術前のうつ症状は，術後の機能障害の改善不良の独立した予測因子であった[55]．Leeらの報告では，術前心理的因子（うつ，不安，楽観）と術後成績（疼痛やODI）の改善の度合いには関連しなかったが，術後の満足度は特に楽観的な心理的因子と中等度相関した[56]．また，Sinikallioらによる腰部脊柱管狭窄症除圧症例90例を対象にした前向き調査では，術後疼痛は術前の生活満足度とは関連しなかったが，術後2年の機能障害は術前および術後早期の低い生活満足度と関連していた[50, 54]．Rachelらによる腰部脊柱管狭窄症術後症例83例の調査によると，術前の機能障害はSF-36精神的サマリスコアと強く相関し，術後の機能障害は腰下肢痛と強く相関した[57]．

4. 手術併発症と隣接椎間障害

1）脊椎手術併発症総論

腰椎手術後の同種輸血は手術部位感染（オッズ比1.88，95％信頼区間1.40～2.50）および尿路感染症（オッズ比2.52，95％信頼区間1.50～4.24）と関連していた[58]．退役軍人に関する治療データベースから抽出した腰部脊柱管狭窄症術後患者12,154例のデータによれば，ASA分類，年齢，各種固定術，糖尿病でインスリンの使用，コルチコステロイドの使用，および術前の機能低下が術後併発症（生命を脅かす併発症と90日以内の死亡を含む）の発生に関する独立した危険因子であった[23]．

a. 硬膜損傷・神経損傷

Takaiらの報告では腰椎手術の硬膜損傷の発生率は6.3～7.0％と報告され，高血圧（オッズ比1.21，95％信頼区間1.00～1.46）が関連因子であった[59, 60]．Strömqvistらによるスウェーデンのレジストリデータ調査によれば3,699件の腰椎手術における硬膜損傷の発生率は7.4％であり，内訳は除圧術単独で8.5％，除圧固定術で5.5％であった．高齢は硬膜損傷と関連していたが術後1年時のADLや満足度などの結果には影響を及ぼさなかった[61]．さらにPereiraらによれば3椎間以上にわたる多椎間手術は手術部位感染や硬膜損傷，再手術率が増加し，術中の硬膜損傷例では術後手術部位感染および再手術が多かった[62]．

Ghobrialらによるレビューでは神経損傷は平均で9％程度発生しており，4.1％の症例では前方もしくは前側方手術，1.9％の症例では後方手術を通じて，新規の神経損傷の発症がみられていた．原因はインプラントの誤設置によるものがほとんどであった[63]．

b. 硬膜外血腫・硬膜下血腫

Takaiらの調査では症候性の術後血腫の発生率は1.4％であった[59]．さらに，硬膜操作に伴う硬膜下血腫について，Izekiらによれば，棘突起縦割法による腰椎除圧術症例139例の術後14日目に腰椎MRIを撮像した結果，43例（23.6％）で硬膜下血腫が発生しており，ほとんどは無症候性であるもののこのうち3例で術後に新たな神経症状を呈したが，緊急手術を要した症例はなかった[64]．

2）隣接椎間障害・再手術

Garza-Ramosらによる腰椎固定術を施行した275例で，再手術を必要とする隣接椎間障害（ASD）発生率は全体で21.5％であり，再手術を要するASDの年間発生率は4.6％（95％信頼区間2.8～6.4），ASD発生率は5年で20.3％（95％信頼区間12.9～25.9），10年で45.7％（95％信頼区間32.2～57.3）

であった．ASD 発生リスクは年齢（RR 1.02，95％信頼区間 1.00〜1.05）であった[65]．また，Zhong らによる除圧固定術を受けた腰椎すべりを伴う腰部脊柱管狭窄症術後患者 154 例の術後平均追跡期間 28.6 ヵ月では ASD 発生率は 11.7％であり，ASD は当初の除圧対象椎間の隣接椎間を併せて除圧した場合（オッズ比 4.733，95％信頼区間 1.618〜14.078）および術前の頭側隣接椎間における脊柱管狭窄の所見（オッズ比 7.869，95％信頼区間 2.509〜24.680）と関連した[66]．Gerling らによる SPORT データベースをもとにした後ろ向き調査によれば，腰部脊柱管狭窄症術後患者 406 例のうち 22％が術後 8 年の段階で再手術を受け，再手術の危険因子は，中等度または重度の狭窄（HR 1.71），腰痛が優位（HR 2.09）などの一方，神経脱失症状の存在は必ずしも再手術の危険因子にはならないと報告された[67]．

文献

1）Hara N, Oka H, Yamazaki T, et al. Predictors of residual symptoms in lower extremities after decompression surgery on lumbar spinal stenosis. Eur Spine J 2010; **19**: 1849-1854.

2）Hermansen E, Myklebust TÅ, Austevoll IM, et al. Clinical outcome after surgery for lumbar spinal stenosis in patients with insignificant lower extremity pain. A prospective cohort study from the Norwegian registry for spine surgery. BMC Musculoskelet Disord 2019; **20**: 36.

3）Sigmundsson FG, Jonsson B, Stromqvist B. Preoperative pain pattern predicts surgical outcome more than type of surgery in patients with central spinal stenosis without concomitant spondylolisthesis: a register study of 9051 patients. Spine 2014; **39**: E199-E210.

4）Sigmundsson FG, Kang XP, Jonsson B, et al. Prognostic factors in lumbar spinal stenosis surgery. Acta Orthop 2012; **83**: 536-542.

5）Ho LB, Kim TH, Chong HS, et al. Prognostic factors for surgical outcomes including preoperative total knee replacement and knee osteoarthritis status in female patients with lumbar spinal stenosis. J Spinal Disord Tech 2015; **28**: 47-52.

6）Oba H, Tsutsumimoto T, Yui M, et al. A prospective study of recovery from leg numbness following decompression surgery for lumbar spinal stenosis. J Orthop Sci 2017; **22**: 670-675.

7）Kim HJ, Park JH, Kim JW, et al. Prediction of postoperative pain intensity after lumbar spinal surgery using pain sensitivity and preoperative back pain severity. Pain Med 2014; **15**: 2037-2045.

8）Kim HJ, Park JW, Kang KT, et al. Determination of the optimal cutoff values for pain sensitivity questionnaire scores and the Oswestry Disability Index for favorable surgical outcomes in subjects with lumbar spinal stenosis. Spine 2015; **40**: E1110-E1116.

9）Kim HJ, Lee JI, Kang KT, et al. Influence of pain sensitivity on surgical outcomes after lumbar spine surgery in patients with lumbar spinal stenosis. Spine 2015; **40**: 193-200.

10）Ikegami D, Hosono N, Mukai Y, et al. Preoperative retrolisthesis as a predictive risk factor of reoperation due to delayed-onset symptomatic foraminal stenosis after central decompression for lumbar canal stenosis without fusion. Spine J 2017; **17**: 1066-1073.

11）Takenaka S, Tateishi K, Hosono N, et al. Preoperative retrolisthesis as a risk factor of postdecompression lumbar disc herniation. J Neurosurg Spine 2016; **24**: 592-601.

12）Yagi M, Fujita N, Okada E, et al. Impact of frailty and comorbidities on surgical outcomes and complications in adult spinal disorders. Spine 2018; **43**: 1259-1267.

13）Oba H, Takahashi J, Tsutsumimoto T, et al. Predictors of improvement in low back pain after lumbar decompression surgery: Prospective study of 140 patients. J Orthop Sci 2017; **22**: 641-646.

14）Deyo RA, Martin BI, Kreuter W, et al. Revision surgery following operations for lumbar stenosis. J Bone Joint Surg Am 2011; **93**: 1979-1986.

15）Mohammadi HR, Azimi P, Benzel EC, et al. The role of stenosis ratio as a predictor of surgical satisfaction in patients with lumbar spinal canal stenosis: a receiver-operator characteristic (ROC) curve analysis. J Neurosurg Sci 2016; **60**: 345-349.

16）Azimi P, Azhari S, Benzel EC, et al. Outcomes of surgery in patients with lumbar spinal canal stenosis: comparison of three types of stenosis on MRI. PLoS One 2016; **11**: e0158041.

17）Zotti MGT, Boas FV, Clifton T, et al. Does pre-operative magnetic resonance imaging of the lumbar multifidus muscle predict clinical outcomes following lumbar spinal decompression for symptomatic spinal stenosis? Eur Spine J 2017; **26**: 2589-2597.

18）Chen J, Wang J, Wang B, et al. Post-surgical functional recovery, lumbar lordosis, and range of motion associated with MR-detectable redundant nerve roots in lumbar spinal stenosis. Clin Neurol Neurosurg 2016;

140: 79-84.

19）Lee JH, Lee S-H. Clinical usefulness of electrodiagnostic study to predict surgical outcomes in lumbosacral disc herniation or spinal stenosis. Eur Spine J 2015; **24**: 2276-2280.

20）Lee BH, Park J-O, Kim H-S, et al. Spinal sagittal balance status affects postoperative actual falls and quality of life after decompression and fusion in-situ surgery in patients with lumbar spinal stenosis. Clin Neurol Neurosurg 2016; **148**: 52-59.

21）Hikata T, Watanabe K, Fujita N, et al. Impact of sagittal spinopelvic alignment on clinical outcomes after decompression surgery for lumbar spinal canal stenosis without coronal imbalance. J Neurosurg Spine 2015; **23**: 451-458.

22）Bayerl SH, Pohlmann F, Finger T, et al. The sagittal spinal profile type: a principal precondition for surgical decision making in patients with lumbar spinal stenosis. J Neurosurg Spine 2017; **27**: 552-559.

23）Deyo RA, Hickam D, Duckart JP, et al. Complications after surgery for lumbar stenosis in a veteran population. Spine 2013; **38**: 1695-1702.

24）Hiratsuka S, Takahata M, Hojo Y, et al. Increased risk of symptomatic progression of instability following decompression for lumbar canal stenosis in patients receiving chronic glucocorticoids therapy. J Orthop Sci 2019; **24**: 14-18.

25）Nerland US, Jakola AS, Giannadakis C, et al. The risk of getting worse: predictors of deterioration after decompressive surgery for lumbar spinal stenosis: a multicenter observational study. World Neurosurg 2015; **84**: 1095-1102.

26）Fujiwara Y, Manabe H, Izumi B, et al. The impact of hypertension on the occurrence of postoperative spinal epidural hematoma following single level microscopic posterior lumbar decompression surgery in a single institute. Eur Spine J 2017; **26**: 2606-2615.

27）Shen F, Kim HJ, Lee NK, et al. The influence of hand grip strength on surgical outcomes after surgery for degenerative lumbar spinal stenosis: a preliminary result. Spine J 2018; **18**: 2018-2024.

28）酒井義人，原田　敦，伊藤定之ほか．サルコペニアは腰部脊柱管狭窄症の手術成績に影響する．J Spine Res 2018; **9**: 43-49.

29）Yamada K, Satoh S, Abe Y, et al. Diffuse idiopathic skeletal hyperostosis extended to the lumbar segment is a risk factor of reoperation in patients treated surgically for lumbar stenosis. Spine 2018; **43**: 1446-1453.

30）Cheung PWH, Fong HK, Wong CS, et al. The influence of developmental spinal stenosis on the risk of re-operation on an adjacent segment after decompression-only surgery for lumbar spinal stenosis. Bone Joint J 2019; **101-B**: 154-161.

31）Rihn JA, Radcliff K, Hilibrand AS, et al. Does obesity affect outcomes of treatment for lumbar stenosis and degenerative spondylolisthesis? Analysis of the Spine Patient Outcomes Research Trial (SPORT). Spine 2012; **37**: 1933-1946.

32）Burgstaller JM, Held U, Brunner F, et al. The impact of obesity on the outcome of decompression surgery in degenerative lumbar spinal canal stenosis: analysis of the Lumbar Spinal Outcome Study (LSOS): a Swiss prospective multicenter cohort study. Spine 2016; **41**: 82-89.

33）Giannadakis C, Nerland US, Solheim O, et al. Does obesity affect outcomes after decompressive surgery for lumbar spinal stenosis? a multicenter, observational, registry-based study. World Neurosurg 2015; **84**: 1227-1234.

34）Elsayed G, Davis MC, Dupépé EC, et al. Obese (body mass index >30) patients have greater functional improvement and reach equivalent outcomes at 12 months following decompression surgery for symptomatic lumbar stenosis. World Neurosurg 2017; **105**: 884-894.

35）Knutsson B, Michaelsson K, Sanden B. Obesity is associated with inferior results after surgery for lumbar spinal stenosis: a study of 2633 patients from the Swedish spine register. Spine 2013; **38**: 435-441.

36）Sielatycki JA, Chotai S, Stonko D, et al. Is obesity associated with worse patient-reported outcomes following lumbar surgery for degenerative conditions? Eur Spine J 2016; **25**: 1627-1633.

37）De la Garza-Ramos R, Bydon M, Abt NB, et al. The impact of obesity on short- and long-term outcomes after lumbar fusion. Spine 2015; **40**: 56-61.

38）Aalto T, Sinikallio S, Kroger H, et al. Preoperative predictors for good postoperative satisfaction and functional outcome in lumbar spinal stenosis surgery ― a prospective observational study with a two-year follow-up. Scand J Pain 2012; **101**: 255-260.

39）Onda S, Kanayama M, Hashimoto T, et al. Peri-operative complications of lumbar spine surgery in patients over eighty five years of age: a retrospective cohort study. Int Orthop 2018; **42**: 1083-1089.

40）Gulati S, Nordseth T, Nerland US, et al. Does daily tobacco smoking affect outcomes after microdecompression for degenerative central lumbar spinal stenosis? - A multicenter observational registry-based study. Acta Neurochir (Wien) 2015; **157**: 1157-1164.

41）Stienen MN, Joswig H, Smoll NR, et al. Short- and long-term effects of smoking on pain and health-related quality of life after non-instrumented lumbar spine surgery. Clin Neurol Neurosurg 2016; **142**: 87-92.

42) Sanden B, Forsth P, Michaelsson K. Smokers show less improvement than nonsmokers two years after surgery for lumbar spinal stenosis: a study of 4555 patients from the Swedish spine register. Spine 2011; 36: 1059-1064.

43) Burgstaller JM, Wertli MM, Steurer J, et al. The Influence of Pre- and Postoperative Fear Avoidance Beliefs on Postoperative Pain and Disability in Patients with Lumbar Spinal Stenosis: analysis of the Lumbar Spinal Outcome Study (LSOS) Data. Spine 2017; **42**: E425-E432.

44) Kim HJ, Park JW, Chang BS, et al. The influence of catastrophising on treatment outcomes after surgery for lumbar spinal stenosis. Bone Joint J 2015; **97-B**: 1546-1554.

45) Sinikallio S, Airaksinen O, Aalto T, et al. Coexistence of pain and depression redicts poor 2-year surgery outcome among lumbar spinal stenosis patients. Nord J Psychiatry 2010; **64**: 391-396.

46) McKillop AB, Carroll LJ, Battie MC. Depression as a prognostic factor of lumbar spinal stenosis: a systematic review. Spine J 2014; **14**: 837-846.

47) Sinikallio S, Aalto T, Lehto SM, et al. Depressive symptoms predict postoperative disability among patients with lumbar spinal stenosis: a two-year prospective study comparing two age groups. Disabil Rehabil 2010; **32**: 462-468.

48) Snikallio S, Aalto T, Airaksinen O, et al. Depressive burden in the preoperative and early recovery phase predicts poorer surgery outcome among lumbar spinal stenosis patients: a one-year prospective follow-up study. Spine 2009; **34**: 2573-2578.

49) Merrill RK, Zebala LP, Peters C, et al. Impact of depression on patient-reported outcome measures after lumbar spine decompression. Spine 2018; **43**: 434-439.

50) Sinikallio S, Aalto T, Koivumaa-Honkanen H, et al. Life dissatisfaction is associated with a poorer surgery outcome and depression among lumbar spinal stenosis patients: a 2-year prospective study. Eur Spine J 2009; **18**: 1187-1193.

51) Pakarinen M, Vanhanen S, Sinikallio S, et al. Depressive burden is associated with a poorer surgical outcome among lumbar spinal stenosis patients: a 5-year follow-up study. Spine J 2014; **14**: 2392-2396.

52) Sinikallio S, Aalto T, Airaksinen O, et al. Depression is associated with a poorer outcome of lumbar spinal stenosis surgery: a two-year prospective follow-up study. Spine 2011; **36**: 677-682.

53) Tuomainen I, Pakarinen M, Aalto T, et al. Depression is associated with the long-term outcome of lumbar spinal stenosis surgery: a 10-year follow-up study. Spine J 2018; **18**: 458-463.

54) Sinikallio S, Lehto SM, Aalto T, et al. Depressive symptoms during rehabilitation period predict poor outcome of lumbar spinal stenosis surgery: a two-year perspective. BMC Musculoskelet Disord 2010; **11**: 152.

55) Adogwa O, Parker SL, Shau DN, et al. Preoperative Zung Depression Scale predicts outcome after revision lumbar surgery for adjacent segment disease, recurrent stenosis, and pseudarthrosis. Spine J 2012; **12**: 179-185.

56) Lee J, Kim H-S, Shim K-D, et al. The effect of anxiety, depression, and optimism on postoperative satisfaction and clinical outcomes in lumbar spinal stenosis and degenerative spondylolisthesis patients: cohort study. Clin Orthop Surg 2017; **9**: 177-183.

57) Asher R, Mason AE, Weiner J, et al. The relationship between preoperative general mental health and postoperative quality of life in minimally invasive lumbar spine surgery. Neurosurgery 2015; **76**: 672-679.

58) Kato S, Chikuda H, Ohya J, et al. Risk of infectious complications associated with blood transfusion in elective spinal surgery-a propensity score matched analysis. Spine J 2016; **16**: 55-60.

59) Takai K, Matsumoto T, Yabusaki H, et al. Surgical complications associated with spinal decompression surgery in a Japanese cohort. J Clin Neurosci 2016; **26**: 110-115.

60) Yoshihara H, Yoneoka D. Incidental dural tear in lumbar spinal decompression and discectomy: analysis of a nationwide database. Arch Orthop Trauma Surg 2013; **133**: 1501-1508.

61) Stromqvist F, Jonsson B, Stromqvist B. Dural lesions in decompression for lumbar spinal stenosis: incidence, risk factors and effect on outcome. Eur Spine J 2012; **21**: 825-828.

62) Pereira BJA, de Holanda CVM, Ribeiro CAA, et al. Spinal surgery for degenerative lumbar spine disease: Predictors of outcome. Clin Neurol Neurosurg 2016; **140**: 1-5.

63) Ghobrial GM, Williams KA Jr, Arnold P, et al. Iatrogenic neurologic deficit after lumbar spine surgery: A review. Clin Neurol Neurosurg 2015; **139**: 76-80.

64) Izeki M, Nagai K, Ota M, et al. Analysis of detailed clinical characteristics of spinal subdural hematoma following lumbar decompression surgery. J Orthop Sci 2018; **23**: 857-864.

65) de la Garza-Ramos R, Kerezoudis P, Sciubba DM, et al. The effect of preoperative diagnosis on the incidence of adjacent segment disease after lumbar fusion. J Neurosurg Sci 2018; **62**: 4-9.

66) Zhong ZM, Deviren V, Tay B, et al. Adjacent segment disease after instrumented fusion for adult lumbar spondylolisthesis: Incidence and risk factors. Clin Neurol Neurosurg 2017; **156**: 29-34

67) Gerling MC, Leven D, Passias PG, et al. Risk factors for reoperation in patients treated surgically for lumbar stenosis: a subanalysis of the 8-year data from the SPORT trial. Spine 2016; **41**: 901-909.

Clinical Question 15

腰部脊柱管狭窄症の術後の理学療法は治療成績をより改善させるか

推奨			
推奨文	推奨度	合意率	エビデンスの強さ
●術後の理学療法は，術後 3 ヵ月での痛みや ADL/QOL 改善に有用であり推奨できるが，術後 1 年での有用性は乏しい．	2	92%	B

【作成グループにおける，推奨に関連する価値観や好み】
　本 CQ に対する推奨の作成にあたっては，腰痛・下肢痛・下肢しびれの改善，身体機能（歩行）の改善，ADL/QOL の改善，医療経済効果，生命予後の改善ならびに有害事象を重要視した．
【推奨の強さに影響する要因】
　　◉アウトカム全般に関する全体的なエビデンスが強い
　　　■　1：はい
　　　　説明：今回，抽出された論文では，腰痛，下肢痛や ADL/QOL の改善に術後の理学療法が有効かどうかを検討したランダム化比較試験（RCT）があり，メタアナリシスの結果，術後短期には有効で，術後 1 年ではその効果がみられないことが判明したが，医療経済効果，生命予後の改善に関する報告はなく，アウトカム全般に関する全体的なエビデンスはやや弱い．
　　◉益と害とのバランスが確実（コストは含めない）
　　　■　1：はい
　　　　説明：術後 3 ヵ月では益の確実性はあるが，術後 1 年では有害事象の発生には介入群と対照群で差はないものの益の確実性は乏しい．
　　◉患者の価値観や好み，負担の確実さ
　　　■　1：はい
　　　　説明：術後早期であれば理学療法に対する患者の価値観や好みに確実性があると考えられる．
　　◉正味の利益がコストや資源に十分見合ったものかどうか
　　　■　2：いいえ
　　　　説明：医療経済効果に関する報告はなかった．
【エビデンスの強さ】
　　　■　B：効果の推定値に中程度の確信がある
【推奨の強さ】
　　　■　2：行うことを提案する

　1 回目の投票（総投票数 13）で，「行うことを推奨する」が 8%，「行うことを提案する」が 92% であった．

○解説○

　腰部脊柱管狭窄症術後患者に対する理学療法が有用か否かを検討するうえで，腰痛・下肢痛・下肢しびれの改善，身体機能（歩行）の改善，ADL/QOL の改善，医療経済効果，生命予後の改善な

らびに有害事象について論文検索を行った．術後3ヵ月と術後1年での介入効果についてのRCTが渉猟し得た．これらの論文でReview Manager 5.3を用いてメタアナリシスを行った結果を示す．

1．術後3ヵ月での術後理学療法の効果

1）腰痛・下肢痛・下肢しびれの改善

　腰痛の改善に関して，術後に理学療法の介入の有無で比較検討したRCTが2編抽出された[1,2]．両論文ともにバイアスリスクが低く質の高いRCTであった．メタアナリシスの結果，腰痛に対して有効性が明らかに認められた（図1）．下肢痛に関しても同様に有効性が認められた（図2）．一方，術後患者の遺残症状として問題になる下肢しびれに関しての報告は渉猟し得なかった．

2）ADL/QOLの改善

　Oswestry Disability Index（ODI）を用いてADLが評価されている．AaltoらのRCTでは，術後理学療法介入群の改善は対照群に比し，有意な改善は得られない[1]が，ArcherらのRCT[2]ならびにSkolaskyらの症例対照研究（CCT）[3]の3編でメタアナリシスを行うと術後理学療法介入群は対照に比し，有意な改善が得られた（図3）．

　QOLに関する記載のあるArcherらのRCT[2]とSkolaskyらのCCT[3]の2論文でメタアナリシスを行うと，健康関連QOLスコア（SF-12）の身体的サマリースコア（physical component summary：PCS）が術後理学療法の介入で有意に改善することが示された（図4）．一方，精神的サマリースコア（mental component summary：MCS）の有効性に関しては論文間で差があり有効性は認められなかった（図5）．

2．術後1年での術後理学療法の効果

1）腰痛・下肢痛・下肢しびれの改善

　腰痛に対する術後理学療法の有用性を検討した質の高いRCTが4編抽出された[1,4~6]．2014年のMonticoneらのRCTでは，介入群での改善が有意であるが，これらの4論文でメタアナリシス

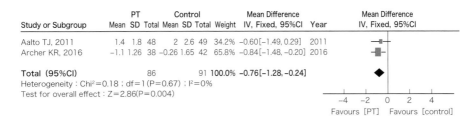

図1　術後3ヵ月では腰痛に対する理学療法介入は有効である

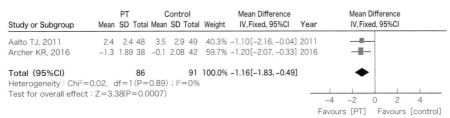

図2　術後3ヵ月では下肢痛に対する理学療法介入は有効である

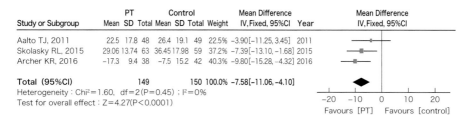

図3　術後3ヵ月では ADL に対する理学療法介入は有効である

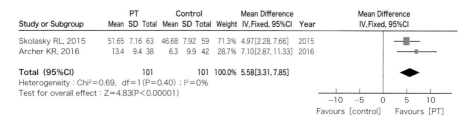

図4　術後3ヵ月では SF-12 PCS に対する理学療法介入は有効である

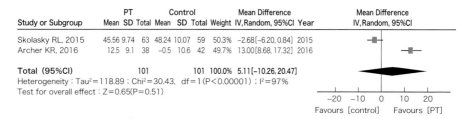

図5　術後3ヵ月では SF-12 MCS に対する理学療法介入の有無による差はない

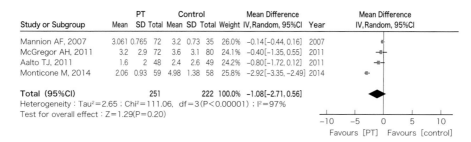

図6　術後1年では腰痛に対する理学療法介入の有無による差はない

を行うと腰痛に対する効果は認められなかった（図6）.

　下肢痛に対する有効性を検討した RCT が4編[1, 4~6)]，CCT が1編[7)] 抽出された．Skolasky らの CCT にはバイアスリスクが高いものの有効性が明らかに認められている[7)]．これら5編のメタアナリシスを図7に示す．下肢痛の改善には有効であることが示された.

　これらのメタアナリシスの結果を見ると，興味深いことに経年的に介入群の方で痛みの改善が得

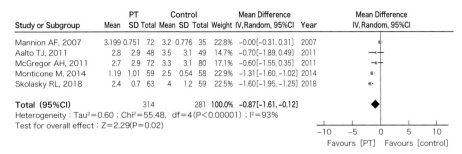

図7　術後1年では下肢痛に対する理学療法介入は有効である

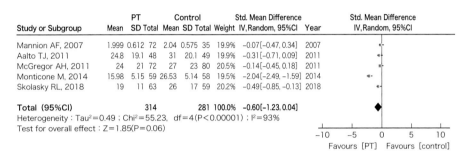

図8　術後1年ではADLに対する理学療法介入の有無による差はない

られている．術式（手術侵襲の軽減など）や理学療法の介入方法の違い（認知行動療法の追加など）による可能性があるが，今後の研究に期待したい．

2）身体機能（歩行）の改善

　術後3ヵ月での評価は渉猟し得なかったが，術後1年ではRCTが1編あり，トレッドミルでの歩行距離は介入群で759m，対照群で751mと両群に差はなく，介入効果は得られていない[1]．

3）ADL/QOLの改善

　ODIとRoland-Morris Disability Indexを用いたADLに関するRCTが4編，CCTが1編あり，バイアスリスクの低いMonticoneらのRCTでは明らかな改善が得られていた[4]．5編のメタアナリシスの結果では，術後の理学療法の介入はADL改善には影響を及ぼさない（図8）．

　QOLとしてSF-12 PCSや健康関連QOLスコア（SF-36）の身体機能に術後の理学療法が有効かどうかを記載のあった2論文[4,7]では介入群で良好な結果であったが，メタアナリシスを行うと明らかな差はみられなかった（図9）．

　1年後のSF-36 心の健康に関しては，MonticoneらのRCTでは，介入群で81.5 ± 12.3点，対照群で58.2 ± 14.1点であり，介入群で有意に改善した[4]．

　一方，visual analog scaleを用いた全体的健康感やSF-36の全体的健康感は経年的に介入群で改善してきているが，メタアナリシスでは，術後理学療法は全体的健康感に影響しないことが示された（図10）．

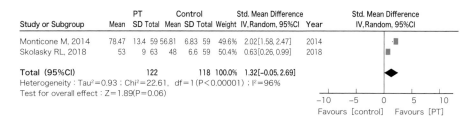

図 9　術後 1 年では SF-12 PCS と SF-36 に対する理学療法介入の有無による差はない

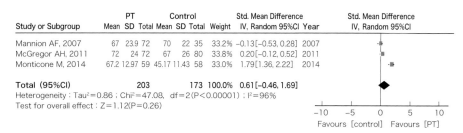

図 10　術後 1 年では全体的健康感に対する理学療法介入の有無による差はない

3. 医療経済効果，生命予後の改善

　術後の理学療法介入は，術後 3 ヵ月で痛みや ADL/QOL に有効であり，術後 1 年でも腰痛・下肢痛の改善に効果が期待できる．しかしながら，医療経済効果や高齢者に多い腰部脊柱管狭窄症患者の生命予後を改善し得るかに関する論文は渉猟し得なかった．

4. 有害事象

　Monticone らは，有害事象として一過性の痛みの増強が介入群の 15.3％，対照群の 13.8％に，気分の変容がそれぞれ 5.1％，8.6％に認められたと報告している [4] が，いずれも通常のケアで治癒している．

　腰部脊柱管狭窄症術後患者に対する理学療法は，術後 3 ヵ月での痛みや ADL，QOL 改善に有効であり，有害事象も少ないことから，術後の理学療法が有用であるといえる．しかしながら，術後 1 年での有効性は乏しく，他の重要なアウトカムである医療経済効果や生命予後の改善については今後の検討が必要である．また，術後理学療法の回数が週平均 0.73 ～ 5 回，期間が 4 週～ 1 年と論文によって様々であり，理学療法の回数，期間が影響するか否かも検討課題である．認知行動療法の追加など理学療法の内容によってさらに術後理学療法の有用性が明らかになる可能性があり，質の高い RCT を期待したい．

文献

1) Aalto TJ, Leinonen V, Herno A, et al. Postoperative rehabilitation does not improve functional outcome in lumbar spinal stenosis: a prospective study with 2-year postoperative follow-up. Eur Spine J 2011; **20**: 1331-1340.
2) Archer KR, Devin CJ, Vanston SW, et al. Cognitive-behavioral-based physical therapy for patients with chronic pain undergoing lumbar spine surgery: a randomized controlled trial. J Pain 2016; **17**: 76-89.
3) Skolasky RL, Maggard AM, Li D, et al. Health behavior change counseling in surgery for degenerative lumbar

spinal stenosis. Part I: improvement in rehabilitation engagement and functional outcomes. Arch Phys Med Rehabil 2015; **96**: 1200-1207.

4) Monticone M, Ferrante S, Teli M, et al. Management of catastrophising and kinesiophobia improves rehabilitation after fusion for lumbar spondylolisthesis and stenosis. A randomised controlled trial. Eur Spine J 2014; **23**: 87-95.

5) Mannion AF, Denzler R, Dvorak J, et al. A randomised controlled trial of post-operative rehabilitation after surgical decompression of the lumbar spine. Eur Spine J 2007; **16**: 1101-1117.

6) McGregor AH, Dore CJ, Morris TP, et al. ISSLS prize winner: Function After Spinal Treatment, Exercise, and Rehabilitation (FASTER): a factorial randomized trial to determine whether the functional outcome of spinal surgery can be improved. Spine 2011; **36**: 1711-1720.

7) Skolasky RL, Maggard AM, Wegener ST, et al. Telephone-based intervention to improve rehabilitation engagement after spinal stenosis surgery: a prospective lagged controlled trial. J Bone Joint Surg Am 2018; **100**: 21-30.

索　引

腰部脊柱管狭窄症診療ガイドライン 2021（改訂第 2 版）

2011 年 11 月 1 日　第 1 版第 1 刷発行	監修者　日本整形外科学会
2019 年 6 月 20 日　第 1 版第 5 刷発行	日本脊椎脊髄病学会
2021 年 5 月 1 日　改訂第 2 版発行	編集者　日本整形外科学会診療ガイ

監修者　日本整形外科学会
　　　　日本脊椎脊髄病学会
編集者　日本整形外科学会診療ガイ
　　　　　　ドライン委員会
　　　　腰部脊柱管狭窄症診療ガイ
　　　　　　ドライン策定委員会
発行者　小立健太
発行所　株式会社 南 江 堂
　〒113-8410　東京都文京区本郷三丁目 42 番 6 号
　☎(出版)03-3811-7236　(営業)03-3811-7239
　ホームページ　https://www.nankodo.co.jp/
　　　　　　　　　　　　　　印刷・製本 日経印刷

Japanese Orthopaedic Association (JOA) Clinical Practice Guidelines on the Management of
Lumbar Spinal Stenosis, 2nd Edition
© The Japanese Orthopaedic Association, 2021

定価は表紙に表示してあります.
落丁・乱丁の場合はお取り替えいたします.
ご意見・お問い合わせはホームページまでお寄せください.

Printed and Bound in Japan
ISBN978-4-524-23055-6

公益社団法人

日本整形外科学会
診療ガイドライン

腰部脊柱管狭窄症
診療ガイドライン2021
改訂第2版

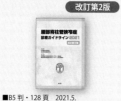

■B5判・128頁　2021.5.
ISBN978-4-524-23055-6
定価3,520円(本体3,200円+税10%)

腰椎椎間板ヘルニア
診療ガイドライン2021
改訂第3版

■B5判・104頁　2021.5.
ISBN978-4-524-22945-1
定価3,300円(本体3,000円+税10%)

大腿骨頚部/転子部骨折
診療ガイドライン2021
改訂第3版

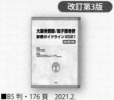

■B5判・176頁　2021.2.
ISBN978-4-524-22913-0
定価4,180円(本体3,800円+税10%)

頚椎症性脊髄症
診療ガイドライン2020
改訂第3版

■B5判・100頁　2020.9.
ISBN978-4-524-22946-8
定価3,300円(本体3,000円+税10%)

軟部腫瘍
診療ガイドライン2020
改訂第3版

■B5判・96頁　2020.7.
ISBN978-4-524-22811-9
定価3,300円(本体3,000円+税10%)

脊柱靱帯骨化症
診療ガイドライン2019

■B5判・104頁　2019.10.
ISBN978-4-524-22752-5
定価3,300円(本体3,000円+税10%)

特発性大腿骨頭壊死症
診療ガイドライン2019

■B5判・116頁　2019.10.
ISBN978-4-524-22726-6
定価3,520円(本体3,200円+税10%)

アキレス腱断裂
診療ガイドライン2019
改訂第2版

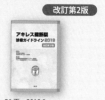

■B5判・96頁　2019.9.
ISBN978-4-524-24889-6
定価3,300円(本体3,000円+税10%)

上腕骨外側上顆炎
診療ガイドライン2019
改訂第2版

■B5判・60頁　2019.9.
ISBN978-4-524-22678-0
定価2,420円(本体2,200円+税10%)

腰痛
診療ガイドライン2019
改訂第2版

■B5判・102頁　2019.5.
ISBN978-4-524-22574-3
定価3,300円(本体3,000円+税10%)

前十字靱帯(ACL)損傷
診療ガイドライン2019
改訂第3版

■B5判・102頁　2019.2.
ISBN978-4-524-24841-4
定価3,300円(本体3,000円+税10%)

日本整形外科学会
症候性静脈血栓塞栓症
予防ガイドライン2017

■B5判・98頁　2017.5.
ISBN978-4-524-25285-5
定価3,080円(本体2,800円+税10%)

橈骨遠位端骨折
診療ガイドライン2017
改訂第2版

■B5判・160頁　2017.5.
ISBN978-4-524-25286-2
定価4,180円(本体3,800円+税10%)

変形性股関節症
診療ガイドライン2016
改訂第2版

■B5判・242頁　2016.5.
ISBN978-4-524-25415-6
定価4,400円(本体4,000円+税10%)

骨・関節術後感染予防
ガイドライン2015
改訂第2版

文献
アブストラクト
CD-ROM付

■B5判・134頁　2015.5.
ISBN978-4-524-26661-6
定価3,520円(本体3,200円+税10%)

外反母趾
診療ガイドライン2014
改訂第2版

文献
アブストラクト
CD-ROM付

■B5判・156頁　2014.11.
ISBN978-4-524-26189-5
定価3,850円(本体3,500円+税10%)

定価は消費税率の変更によって変動いたします. 消費税は別途加算されます.　　20210324tsu